健康中国
家有名医

泌尿生殖系肿瘤诊断与治疗

主审 —— 何家扬

主编 —— 章　俊　施国伟

上海科学技术文献出版社
Shanghai Scientific and Technological Literature Press

图书在版编目（CIP）数据

泌尿生殖系肿瘤诊断与治疗 / 章俊，施国伟主编 .
上海 : 上海科学技术文献出版社， 2024.
—ISBN 978-7-5439-9129-3

Ⅰ. R737

中国国家版本馆 CIP 数据核字第 20245FZ324 号

策划编辑：张　树
责任编辑：付婷婷
封面设计：留白文化

泌尿生殖系肿瘤诊断与治疗
MINIAOSHENGZHIXI ZHONGLIU ZHENDUAN YU ZHILIAO
主审　何家扬　主编　章　俊　施国伟
出版发行：上海科学技术文献出版社
地　　址：上海市淮海中路 1329 号 4 楼
邮政编码：200031
经　　销：全国新华书店
印　　刷：商务印书馆上海印刷有限公司
开　　本：650mm×900mm　1/16
印　　张：15.75
字　　数：163 000
版　　次：2024 年 9 月第 1 版　2024 年 9 月第 1 次印刷
书　　号：ISBN 978-7-5439-9129-3
定　　价：48.00 元
http://www.sstlp.com

作者简介

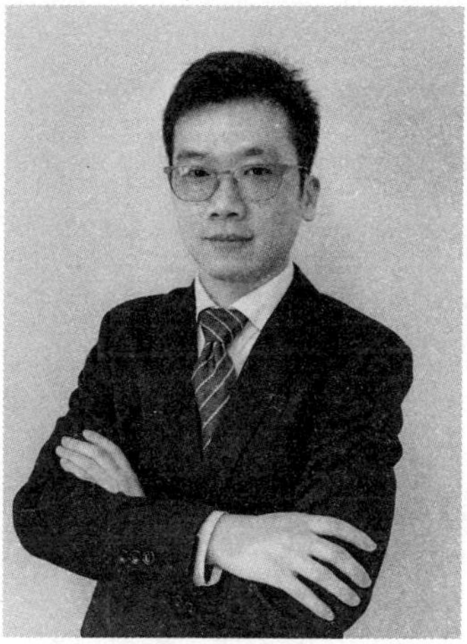

章俊，男，40 岁，中共党员。复旦大学附属上海市第五人民医院泌尿外科（上海市医学重点专科），科室行政副主任，副主任医师，医学博士，复旦大学硕士研究生导师，美国哈佛大学医学院全球临床科研培训学者（GCSRT），上海市闵行区学科带头人才，上海市闵行区高层次专科骨干医师培养对象。上海医学会泌尿外科分会青年委员，上海医学会男科分会委员，上海医学会激光医学分会青年委员，上海医学会临床流行病学与循证医学会青年委员，上海中西医结合学会泌尿男科专业委员会青年委员，上海中西医结合学会智慧医疗与泌尿微创专委会委员，上海医师协会男科医师分会委员。在国内外学术期刊上发表论文 15 篇，其中 SCI 论文 10 篇、中文核心期刊论文 5 篇；主持及参与上海市科委、上海市卫健委、闵行区科委、闵行区卫健委以及院级课题 6 项；获得国家专利局授予实用新型专利 5 项；主编及参编出版著作 4 部。

专业擅长:泌尿生殖系统肿瘤的诊断和微创治疗。擅长早期前列腺癌的筛查、诊断和保留尿控及性功能微创的前列腺癌根治术,晚期前列腺癌的精准治疗和综合性治疗;早期肾癌保留肾脏的微创治疗和晚期肾癌的综合性治疗,膀胱癌微创手术和保膀胱的综合性治疗。

本书编委会

主　审　何家扬

主　编　章　俊　施国伟

编　者（按姓氏笔画为序）

王　伟　王　洋　王曦龙　何家扬　余皖东

施国伟　徐耀宗　章　俊

总 序

近日，中共中央办公厅、国务院办公厅印发了《关于新时代进一步加强科学技术普及工作的意见》，从加强科普能力建设、促进科普与科技创新协同发展等七个方面着重强调了科普是国家和社会普及科学技术知识、弘扬科学精神、传播科学思想、倡导科学方法的活动，是实现创新发展的重要基础性工作。这是对新时代科普工作提出新的明确要求，是推动新时代科普创新发展的重大契机。为响应号召，推进完成在科普发展导向上强化战略使命、发挥科技创新对科普工作的引领作用、发挥科普对于科技成果转化的促进作用的三大重要科普任务；促进我国科普事业蓬勃发展，营造热爱科学、崇尚创新的社会氛围，构建人类命运共同体，上海科学技术文献出版社特此策划推出“健康中国・家有名医丛书”。

健康是人最宝贵的财富，然而疾病是其绕不开的话题。随着社会发展，在人们物质水平提高的同时，这让更多人认识到健康的重要性，激发了全社会健康意识的觉醒。对健康的追求也有着更高的目标，不再局限于简单的治已病，而是更注重“未病先防、既病防变、愈后防复”。多方面的因素使得全民健康成为“热门”话题。

现代社会快节奏和高强度的生活方式，使我们常常处于亚健康状态。美食诱惑、运动不足、嗜好烟酒，往往导致肥胖，诱发高血压、高血脂、高血糖、高尿酸乃至冠心病、脑卒中，甚至损伤肺功能，造成肾功能衰退，而久病卧床又会造成肺炎、压疮、下肢血管栓塞等衍生疾病……凡此种种，严重影响人们的健康生活。

“经济要发展，健康要上去”，是每个老百姓的追求。“健康中国”不是一个口号，也不是一串数字。人民健康是民族昌盛和国家富强的重要标志，健康是人们最具普遍意义的美好生活需要。该丛书遴选临床常见病、多发病，为广大读者提供一套随时可以查阅的医学科普读物。

这套丛书，为广大读者提供一份随时可以查阅的医学手册，帮助读者了解与疾病预防治疗相关的各类知识，探索疾病发生发展的脉络，为找寻最合适的治疗方法提供参考。为全社会健康保驾护航，让大众更加关注基础疾病的治疗，提高机体免疫力。在为患者答疑解惑的同时，也传递了重要的健康理念。

本丛书秉承上海科学技术文献出版社曾经出版的“挂号费”丛书理念，作为医学科普读物，为广大读者详细介绍了各类常见疾病发病情况，疾病的预防、治疗，生活中的饮食、调养，疾病之间的关系，治疗的误区，患者的日常注意事项等。其内容新颖、系统、实用，适合患者、患者家属及广大群众阅读，对医生临床实践也具有一定的参考价值。本丛书版式活泼大气、文字舒展，采用一问一答的形式，逻辑严密、条理清晰、方便阅读，便于读者理解；行文深入浅出，对晦涩难懂的术语采用通俗表达，降低阅读门槛，方便读者获取有效信息，是可以反复阅读、随时查询的家庭读物，宛若一位指掌可取的“家庭医生”。

本丛书诚邀上海各三甲医院专科医生担任主编撰稿，每册书十万余字，一病一书，精选最为常见和患者最为关心的内容，删繁就简，避免连篇累牍又突出重点。本套“健康中国·家有名医”丛书在2020年出版了第一辑21册，现在第二辑27册也顺利与广大读者见面了。

这是一份送给社会和大众的健康礼物，看到丛书出版，我甚是欣慰。衷心盼望丛书可以让大众更了解疾病、更重视健康、更懂得未病先防，为健康中国事业添砖加瓦。

王韬

2022年10月

前　言

近年来，泌尿男性生殖系肿瘤的发病率呈明显上升趋势，已经成为泌尿外科临床工作中常见的疾病。另外，随着社会经济水平和人民生活水平的不断提高，广大人民群众对泌尿男性生殖系肿瘤有关疾病防治知识的诉求也不断增加。为了避免广大患者朋友们“得病乱投医”或被一些虚假不实的广告所误导和欺骗，造成延误诊断和治疗的悲剧；因此，作为医务工作者的我们深感有责任、更有义务去弘扬正能量，传递疾病科普知识，引导广大患者朋友们认识疾病、正确的面对疾病，并积极努力地配合医生进行科学的诊断和治疗。

本书总结了多年来的临床实践经验并结合国内外的最新研究进展，从泌尿男性生殖系统的基础知识，各器官常见肿瘤的发病、症状、诊断、各种治疗方式以及如何预防等方面进行了全面而通俗的介绍。本书内容丰富，实用性强，既是泌尿男性生殖系肿瘤患者的就医指南，又可作为一本基层医务工作者的参考书。

由于编著者水平有限，本书难免存在不足之处，敬请广大读者批评指正。

章　俊　施国伟

目　录

肾上腺肿瘤

肾上腺肿瘤的基础知识

肾上腺是一个什么器官

肾上腺位于肾脏的上方，左侧呈半月形，右侧为扁平三角形，成人的各侧肾上腺重 4～5 g。肾上腺表面有被膜包裹，自表面至深处由皮质与髓质两部分构成。

肾上腺表面包被膜，主要是致密的结缔组织，其中有弹性纤维和平滑肌。从被膜深面有小带深入皮质，小带结缔组织伴随血管和神经深入腺的实质内。

皮质占肾上腺的 80%～90%，在新鲜状态下，由于皮质富于类脂而呈黄色。根据皮质细胞的形态结构和排列等特征，自外向内可将皮质分为三个带，即球状带、束状带和网状带。球状带位于被膜的下方，较薄，约占皮质的 15%，是由圆形或椭圆形上皮细胞成团构成的。球状带细胞分泌盐皮质激素如醛固酮，它能促进肾远曲小管和集合小管重吸收 Na^+ 及排出 K^+，同时刺激胃黏膜、唾液腺和汗腺吸收 Na^+，使 Na^+ 浓度升高，K^+ 浓度降低，维持血容量。束状带是皮质中最厚的部分，约占皮质总体积的 80%。束状带的细胞较大，呈多边形，胞质内含大量的脂滴，细胞排列成单行或双行的细胞索，索间为窦状毛细血管和少量结缔组织。皮质束状带细胞分泌糖皮质激素，主要为皮质醇和皮质酮，可促进蛋白质及脂肪分解并转变为糖，同时还有降低免疫应答和抗炎等作用。网状带位于皮质的最内层，占皮质总体积的 5%～7%，细胞索相互吻合成网状，网间是丰富的血窦和少量结缔组织。网状带细胞主要分泌雄激素，也分泌少量的雌激素和少量的糖皮质激素。

髓质与皮质网状带的交界处参差不齐。髓质主要由髓质细胞组成，细胞排列成索或团，并相互连接成网。髓质细胞为较大的多边形细胞，在用含铬盐的固定液固定的标本中，胞质内可见被铬盐染成黄褐色的嗜铬颗粒，故又称为嗜铬细胞。

肾上腺髓质分泌的两类激素即肾上腺素和去甲肾上腺素，其化学结构由两部分组成，邻苯二酚及氨基醇，总称为邻苯二酚胺，在生理状态下，可在所有的交感神经节内合成去甲肾上腺素，但肾上腺素只能在肾上腺髓质内合成。正常肾上腺髓质内的肾上腺素和去肾上腺素的含量比例不同，以肾上腺素为主，占 80%以上，去甲肾上腺素只占 15%左右。但当患嗜铬细胞瘤或髓质增殖时，则两者的比例和含量均可发生显著的变化。

肾上腺在人体内的位置如何

肾上腺是人体内重要的一对内分泌腺体。肾上腺左、右各一，位于腹膜后第一腰椎椎体的两侧，相当于与第11肋水平，与肾的上端及前内侧面相接，包于肾筋膜及脂肪囊内。左、右侧肾上腺均具有三个面，但在形态及毗邻上有差异。右肾上腺呈三角形，其底面凹陷，位于右肾上极的前内侧。前面由纵嵴分为内、外侧两部，内侧部无腹膜被覆，直接贴于下腔静脉后面，外侧部与肝右叶和十二指肠上部相邻。后面与膈肌相贴，右内脏神经行经肾上腺与膈肌之间，但如果右肾上腺及右肾位置较低，则内脏神经经腺体的上方和内侧，下腔静脉后方进入腹腔丛。内侧缘凸，与右腹腔神经节和右隔下动脉相邻。左肾上腺呈半月形，较靠近中线，底面凹陷，覆盖于左肾上内侧，从肾上极延至肾门与肾血管相接。前面的上部借网膜囊与胃后壁相隔，下部与脾动、静脉以及胰相接。后面贴附于膈肌，与膈肌间有左内脏神经经过。内侧缘与左腹腔神经节和左膈下动脉相邻(图1)。

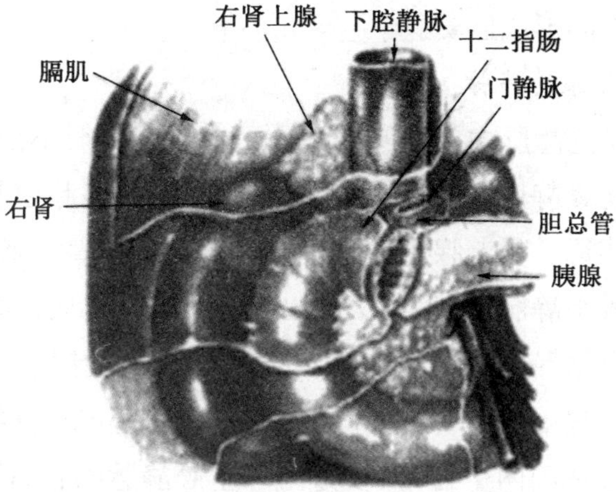

图1 肾上腺的位置

肾上腺有哪些血液供应

1. 肾上腺的动脉

肾上腺的血液供应极为丰富,每侧肾上腺有上、中、下三支动脉供应,分别来自膈下动脉、腹主动脉和肾动脉。此外,还可来自肾副动脉、性腺动脉、腹腔动脉、输尿管动脉、肠系膜上动脉、肾脂肪囊动脉和肝总动脉等。肾上腺中动脉在腹主动脉的起始点常位于肾动脉起始点之上。肾上腺下动脉起自肾动脉之处与肾动脉起始部之间。

肾上腺动脉的分支通常在进入腺体之前再分成许多细支,每侧可多达数十支,像木梳的齿那样进入肾上腺包膜,在包膜下又形成小动脉网,进入肾上腺皮质后,大部分在束状排列的肾上腺皮质细胞间形成血窦。

2. 肾上腺的静脉

肾上腺的静脉血流主要通过肾上腺静脉,很小部分通过与肾周围脂肪囊静脉相交通的小支。肾上腺的静脉很特别,它们不和动脉伴行。肾上腺皮质不存在静脉回流。肾上腺髓质的毛细血管汇成小静脉,最后汇入中央静脉,穿出皮质,即为肾上腺静脉。肾上腺静脉每侧只有一支,左肾上腺静脉接受从肾上腺内侧来的左膈下静脉,向内下行走,以锐角注入左肾静脉上缘。右肾上腺静脉向内下行,大多数注入下腔静脉的右后壁,此外可注入右副肝静脉等。右侧肾上腺静脉干短,并多数注入下腔静脉右后壁。分离右肾上腺时或结扎右肾上腺静脉时，应妥善保护下腔静脉，以免撕裂，引起大出血。

肾上腺有哪些淋巴和神经

肾上腺的淋巴管注入主动脉旁淋巴结和后纵隔淋巴结。肾上腺髓质主要受交感神经支配。来自胸10至腰1脊神经元的交感神经节前纤维，通过腹腔神经丛，随肾上腺小动脉进入肾上腺髓质，以触突的形成终止于嗜铬细胞的周围。少许副交感神经通过相同的途径进入肾上腺髓质。肾上腺皮质细胞并无直接的神经支配，仅少量交感神经末梢可终止于供应皮质的小血管壁，可以影响肾上腺皮质的血液供应。

什么是嗜铬细胞瘤

嗜铬细胞瘤是起源于肾上腺髓质、交感神经节或其他部位嗜铬组织的肿瘤。其特点是肿瘤的嗜铬细胞分泌大量儿茶酚胺，引起以高血压、高代谢、高血糖为主要表现的疾病。

嗜铬细胞瘤的发病情况如何

嗜铬细胞瘤可发生于任何年龄，20～50岁最为常见，男性略多于女性，儿童发病约占10%，其中60%为男孩。发生于肾上腺髓质者约占90%，双侧约占10%，家族性嗜铬细胞瘤患者双侧约占75%，为常染色体显性遗传。恶性嗜铬细胞瘤约占10%，其中发生在女性者约70%。家族性嗜铬细胞瘤恶性发病率约是单发者的2倍。

什么是原发性醛固酮增多症

原发性醛固酮增多症是肾上腺皮质球状带发生肿瘤或组织增生，产生和释放过多的醛固酮引起的以高血压、低血钾、低血浆肾素活性和碱中毒为主要表现的临床综合征。原发性醛固酮增多症大多由较小的醛固酮瘤引起，醛固酮癌少见，其他原因有特发性醛固酮增多症，糖皮质激素可抑制性醛固酮增多症和异位醛固酮分泌的肿瘤及原发性肾上腺增生。目前公认的估计发病率占高血压病的1%～2%。

原发性醛固酮增多症的发病情况如何

原发性醛固酮增多症好发于35～50岁，左侧稍多于右侧，女性略多于男性。儿童中腺瘤少见。分泌醛固酮的皮质腺癌极少见，约占原醛症的1%，原发性肾上腺增生此型约占0.5%。该型具有与腺瘤相似的内分泌特征，但组织上又像特发性肾上腺皮质增生。但其分泌以一侧腺体为主导,单侧肾上腺切除即可明显缓解或消除症状。

什么是皮质醇增多症

皮质醇增多症是肾上腺皮质束状带分泌过多的糖皮质激素所致的一组临床综合征。因为美国神经外科医生库欣在1912年首先描述本病,故又称库欣综合征。病因是促肾上腺皮质激素(adrenocor ticotropic hormone, ACTH)增多或肾上腺病变,糖皮质激素分泌过多在体内引起糖、蛋白质、脂肪代谢障碍而形成的一系列临床症状。

根据导致皮质醇增多症的原因的不同,分为ACTH依赖性(包括垂体性皮质醇增多症、异位ACTH综合征)和ACTH非依赖性(包括肾上腺皮质腺瘤、肾上腺皮质腺癌、肾上腺皮质增生)两大类。

皮质醇增多症的发病情况如何

目前很难准确统计皮质醇增多症的发病率。不同病因,男女发病率不同。本症成人多于儿童,女性多于男性。其中垂体性皮质醇症为垂体ACTH依赖型,占整个皮质醇增多症的75%～85%,并以女性为主。异位ACTH综合征是由于垂体以外的肿瘤产生 ACTH，刺激肾上腺皮质增生，分泌过量的皮质类固醇，最多见的是肺癌（约占 52%），其次为胸腺癌和胰腺癌（各为 10%），此外还有支气管类癌（5%）等。据估计约占全部 ACTH 依赖性皮质醇症的 20%。肾上腺皮质腺瘤为肾上腺原发病变。此瘤的生长和分泌功能是自主性的，不受垂体 ACTH 的控制，由于皮质醇反馈抑制垂体释放 ACTH。肿瘤以外的肾上腺，包括对侧肾上腺萎缩。腺瘤占皮质醇症的 10%～20%。肾上腺皮质腺癌也是肾上腺原发病变，占 5%～10%。国内的腺癌发生率相对较低。其分泌功能同腺瘤，对外源 ACTH 刺激不起反应。

什么是肾上腺偶发瘤

肾上腺偶发瘤是指在健康体检或与肾上腺无关疾病进行诊断和治疗期间，影像学检查时偶然发现的直径≥1 cm 的肾上腺肿瘤。肾上腺偶发瘤的发生率平均占所有尸检人群的 2%，且随着年龄增长，发病率逐渐增高，在糖尿病、高血压、肥胖患者中发生率更高。肾上腺偶发瘤多为良性，且没有内分泌功能，占 75%～85%，其余 15%～25%为恶性或有内分泌功能肿瘤。肾上腺偶发瘤是否为恶性与肿瘤大小及是否合并其他恶性肿瘤相关。肿瘤越大，恶性可能越大，而当患者合并其他恶性肿瘤时，肾上腺偶发瘤为恶性的可能性越大。

什么是肾上腺皮质癌

肾上腺皮质癌是来源于肾上腺皮质细胞的恶性上皮性肿瘤,临床少见发病率为(1～2)/100 万,该病发病年龄呈双峰分布:＜5 岁和 40～50 岁两个高峰,平均年龄 45 岁。男女比例 1∶(1.5～2.5),双侧者 2%～10%,约占整个肾上腺偶发瘤的 11%。

肾上腺肿瘤的预后如何

肾上腺肿瘤的预后与良恶性、年龄、是否转移、有无家族史、治疗早晚相关。非转移性嗜铬细胞瘤 5 年生存率＞95%,转移性嗜铬细胞瘤不可治愈,5 年生存率低,肝肺转移较骨转移预后更差。皮质醇增多症导致高血压、高血脂、高血糖及高凝状态等,心脑血管疾病风险增加,并成为主要死因。皮质醇增多症有效治疗恢复正常后标化死亡率可接近正常人群,而治疗后皮质醇增多症未能完全纠正者,期望率较正常人群高,肺部神经内分泌肿瘤或小细胞肺癌等原因造成的异位 ACTH 多预后不良。原发性醛固酮增多症和单侧肾上腺增生者术后大多数血钾恢复正常、血压改善,少部分症状改善不明显的,可能与年龄过大、高血压病史过长或手术适应证选择不恰当有关。肾上腺皮质癌预后差,如诊断时已有远处转移,通常大部分生存时间不足 1 年,如无转移且能手术切除，则5年生存率较高。如年龄较高、肿瘤重量较大、肿瘤未能完全切除、肿瘤有内分泌功能或肿瘤恶性程度高，则提示预后较差。

肾上腺是不是其他恶性肿瘤转移的好发地

肾上腺的解剖位置隐匿，转移癌的大多数患者无特异性临床症状，因为转移癌不是来源于肾上腺本身，故而无肾上腺内分泌功能异常的表现，所以不易早期诊断，一般是在原发肿瘤检查或体检时行全身检查时发现。约5%的患者因为局部浸润或腹膜后出血而出现腰背部疼痛，多伴有原发病灶或其他部位转移灶受累的临床表现。常见肺癌、乳腺癌、甲状腺癌、结肠癌、膀胱癌。以肺癌、乳腺癌最多见，15%～25%肺癌发生肾上腺转移。

肾上腺转移癌的影像学诊断主要依赖CT检查，转移癌初始阶段较小，边界清楚，密度均匀。继续生长后中心常发生出血、坏死，密度不均，较大的肿瘤边界可不清，累及周围结构。平扫90% CT值大于20 HU。增强扫描：平扫均匀者呈均匀性强化，不均者呈环形强化。

对于确定的肾上腺转移癌的治疗，主要包括手术治疗和非手术治疗，后者主要包括放疗和微创消融治疗。微创消融又包括射频消融、冷冻消融、化学消融和微波消融。研究显示若原发癌控制稳定，有条件切除肾上腺肿瘤者应尽可能完整切除。

肾上腺肿瘤的临床表现

嗜铬细胞瘤有哪些症状

1. 高血压

高血压是本病最主要、最常见的症状，又分为阵发型、持续型和伴阵发性加剧的持续型三种常见类型。

(1) 阵发性高血压：患者平时血压不高，但发作时血压骤升。收缩压往往超过 200 mmHg，舒张压也明显升高，可达 150 mmHg。常伴有剧烈头痛、面色苍白，大汗淋漓，心动过速，心前区及上腹紧迫感，可有心前区疼痛、焦虑、恐惧、恶心呕吐、视力模糊、复视，严重者可并发急性心力衰竭或脑出血。症状发作初期以交感神经兴奋症状为主，发作终止后，面颊部及皮肤潮红，全身发热，流涎、瞳孔缩小等迷走神经兴奋症状，并可有尿量增多。也可在相关诱因下产生，如触摸肿瘤，情绪激动，体位改变，创伤、吸烟、穿衣、大小便、性交、大笑、喷嚏、灌肠、麻醉诱导，增加腹压，及应用某些药物如组织胺、胍乙啶、灭吐灵(甲氧氯普胺)、肾上腺素、ACTH、β-受体阻滞剂、胰高血糖素等。

患者的发作频率差异较大，从每年数次至每天数次发生。持续时间数分钟至数小时，通常快速发病缓慢消退。75%以上患者一周发作一次，50%的患者发作持续时间不足 15 min，随病程进展，发作频繁，时间渐长。

(2) 持续性高血压：近 1/3 患者表现为持续性高血压伴较小波动。如果持续性高血压伴有阵发性加剧或由阵发性发展而来，则容易考虑到嗜铬细胞瘤的可能。否则易被误诊为原发性高血压。对持续性高血压伴有下列情况时，应警惕有嗜铬细胞瘤的可能：①高血压发生于儿童或青少年；②血压波动较大，出现直立性低血压或低血压休克；③有畏热、多汗、低热；④情绪波动、焦虑；⑤头痛、心悸明显；⑥用一般降压药效果不明显，对胍乙啶、利血平、甲基多巴等降压药不降反升；⑦体重持续下降，消瘦，少数患者可有肥胖；⑧糖耐量减退，出现尿糖；⑨基础代谢率增高；⑩原因不明的白细胞增多。

(3) 持续性高血压：伴阵发性加重，其发生率在 50%～60%。部分患者病情较重，呈急进性高血压经过，舒张压可高于 150 mmHg，出现眼底损害。部分患者诊断之前症状已持续数年。一些患者可出现惊厥、脑血管意外和昏迷。麻醉诱导期和普通手术中出现突发、严重高血压可能提示有嗜铬细胞瘤。

2. 低血压、休克

部分嗜铬细胞瘤患者不表现高血压，10%患者查体发现血压正常。偶尔经过一次严重发作，血压可测不到。此时血压并不真正很低，外周血管显著收缩，用一般的袖带血压计可能测不到。实质上高血压程度较轻，为其他症状和体征所掩盖。

3. 心脏表现

(1) 心律失常：在大量儿茶酚胺作用下，可发生心律失常，表现为期前收缩，阵发性心动过速，以至室颤。

(2) 儿茶酚胺性心肌病:由于儿茶酚胺,尤其是去甲肾上腺素的作用,患者心肌可出现灶性坏死,退行变。伴炎性细胞浸润和纤维化。若病变严重可影响心肌泵功能,患者可出现低血压和心力衰竭。

(3) 心力衰竭:患者可因心肌损害发生心力衰竭,或因持续性高血压、阵发性高血压危象可发生急性充血性心力衰竭。

4. 代谢紊乱

肾上腺素和去甲肾上腺素可使患者基础代谢亢进。加速糖异生,促进肝糖原分解,而使糖耐量降低,目前很少应用。酚妥拉明抑制试验也不再常用。

原发性醛固酮增多症有哪些症状

1. 高血压

为最早出现的症状,一般不呈恶性进展,但随病情进展,血压渐高,大多数在 150 mmHg/100 mmHg 左右。患者对一般降压药物反应差。血压升高系血容量增加和血管阻力增强的缘故。高血压常见症状为头痛、视物模糊。若无适当的实验室检查,原发性醛固酮增多症很难与原发性高血压区别。

2. 低血钾引起的症状

原醛症的主要临床特征由低血钾引起,主要表现如下。

(1) 神经肌肉障碍

①肌无力和周期性瘫痪较为多见,血钾愈低,症状愈明显。

尤其在有劳累、服用排钾利尿剂等诱因存在时。麻痹主要累及下肢，严重时累及四肢、呼吸肌，补钾可缓解，但常复发。②肢端麻木，手足搐搦。原醛症时的细胞外液碱中毒，使血清游离钙减少，可出现肢端麻木和手足搐搦。醛固酮也促进镁的排出，更易加重手足搐搦，这在钾低纠正后，更易出现。此时应同时补钙或镁。

(2) 肾脏表现：由于大量失钾，肾上管上皮空泡变性，肾脏浓缩功能减退，表现为多尿、夜尿增多。继发口渴、频饮。口渴亦与高血钠有关。不规律尿频也使夜尿增加。

(3) 心脏表现

① 心律失常：期前收缩或阵发性室上性心动过速，严重时可有室颤。

② 心电图呈低钾改变：Q-T 间期延长；T 波增宽，降低或倒置；u 波明显；T 波、u 波相对呈驼峰状。心电图变化与低血钾程度有关。

(4) 其他：长期缺钾可导致儿童生长发育障碍。缺钾时胰岛素的释放减少，作用减弱，约 25％患者空腹血糖升高。

皮质醇增多症有哪些症状

本病的临床表现主要由于皮质醇分泌过多，引起代谢障碍和抵抗力下降所致，其典型临床表现如下。

1. 脂肪代谢障碍

向心性肥胖(面部和躯干肥胖)为本症特征之一。表现为满月脸，水牛背，悬垂肢和锁骨上脂肪垫，而四肢则显得相对瘦小。

皮质醇症中的脂肪动员和合成均促进脂肪重新分布，可能是向心性肥胖的发生原理。

2. 蛋白代谢障碍

皮质醇促进蛋白分解，抑制蛋白质合成。机体处于氮负平衡状态。因此皮肤变得菲薄，腹下侧及大腿处可见典型的紫纹。久之则肌肉萎缩，骨质疏松，儿童生长发育受抑。

3. 糖代谢障碍

大量皮质醇抑制糖利用而促进肝糖异生。糖异生使血糖升高。皮质醇尚有拮抗胰岛素的作用，减少葡萄糖的利用，使患者糖耐量减低。部分患者出现类固醇性糖尿病。

4. 电解质紊乱

大量皮质醇有潴钠、排钾作用，但明显的低血钾碱中毒主要见于癌和异位 ACTH 症。去氧皮质酮(DOC)分泌也增多，加重低血钾。而腺瘤一般不产生盐皮质激素，因而很少发生低钾碱中毒。另外，钠潴留可使血容量增加而有轻度水肿。

5. 高血压

本症常见，一般为轻至中度，与钠潴留、血浆肾素增加，肾小动脉硬化有关。

6. 性腺功能紊乱

皮质醇症不仅直接影响性腺功能，还可抑制下丘脑促性腺激素释放激素的分泌。女性出现月经紊乱，如出现男性化，应警惕肾上腺癌。男性表现为阳痿及性功能低下。痤疮常见。

7. 精神症状

有不同程度的精神、情绪变化，如烦躁、失眠、精神变态、类偏狂等。

8. 造血系统改变

红细胞计数和血红蛋白偏高，加之皮肤变薄，故面容多呈多血质。白细胞增多。淋巴细胞和嗜酸性粒细胞减少。

9. 机体抵抗力下降

皮质醇症患者的免疫系统被抑制，易被各种病原体的感染。皮肤真菌感染多见。

10. 皮肤色素沉着

重症增生型和异位 ACTH 患者，均可促进黑色素细胞活性，故皮肤色素明显加深。

11. 肾结石发病增加

皮质醇症患者小肠对维生素 D 吸收减少，继发原发性甲状旁腺功能亢进(甲旁亢)，尿钙增加，易形成结石，据估计肾结石的发病率为 15％。

但上述临床表现不能区分是库欣病还是腺瘤或癌。大多数异位 ACTH 不表现典型皮质醇症，但可表现为原发肿瘤引起恶病质和高血压低血钾碱中毒及皮肤色素沉着。女性男性化和男性女性化则更提示腺癌的可能。

肾上腺偶发瘤有哪些症状

大多数肾上腺偶发瘤无临床症状，有时表现部分肾上腺功能亢进或恶性倾向的临床症状和体征。如库欣综合征、原发性醛固酮增多症、嗜铬细胞瘤及肾上腺皮质癌等。多数肾上腺偶发瘤没有症状,可能的原因为:肿瘤无内分泌功能或分泌的激素较少;部分患者的亚临床表现等症状较轻未引起足够的重视。

肾上腺皮质癌有哪些症状

肾上腺皮质癌的临床表现取决于肿瘤自身的分期、其分泌激素的种类及功能状态。50%～79%的肾上腺皮质癌具有内分泌功能,其中表现为库欣综合征伴男性化混合分泌皮质醇和雄激素的肾上腺皮质癌最常见,单纯库欣综合征及单纯男性化也较常见,异常分泌雌激素及醛固酮较少见。而非功能性肾上腺皮质癌起病隐匿,可表现为腹部胀痛、食欲缺乏、恶心、低热、消瘦等与肿瘤局部进展有关的症状。

肾上腺肿瘤的诊断

嗜铬细胞瘤有哪些影像学诊断方法

1. B超

作为肾上腺或肾上腺外的肿瘤定位,方法简单,无创性,对直径 1 cm 以上的肾上腺肿瘤,阳性率较高。

2. CT

同其他肾上腺肿瘤，CT 是诊断嗜铬细胞瘤的首选定位手段，定位准确性在 90％以上，目前已替代排泄性尿路造影、血管造影和 B 超检查。但 CT 不能确定嗜铬细胞瘤及不能判定良恶性(图 2)。

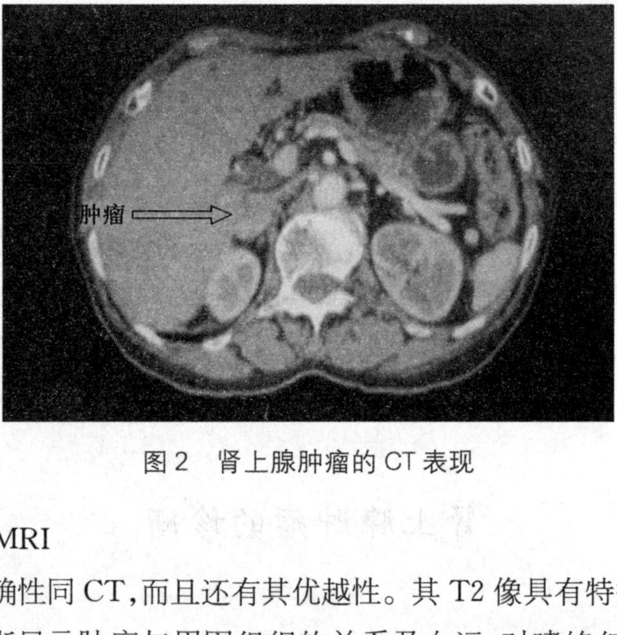

图 2　肾上腺肿瘤的 CT 表现

3. MRI

准确性同 CT，而且还有其优越性。其 T2 像具有特征亮度，并可清晰显示肿瘤与周围组织的关系及血运，对嗜铬细胞瘤合并妊娠者相当适用。

4. 放射性核素标记的间碘苄胍(MIBG)扫描

可清楚显示髓质组织，对寻找残余或转移灶或多发肾上腺嗜铬细胞瘤有用。据经验，该方法的敏感度为 87.4％，特异性为 99％，对肾上腺外嗜铬细胞瘤的敏感性高于 CT。总的来说，由于该技术的高度敏感，对 CT 和 MRI 阴性或不能确定时，尤其有帮助。

原发性醛固酮增多症如何定性诊断

大多数患者若有低血钾、低肾素(限钠或注射利尿剂)，18-羟皮质酮大于 50 ng/dl，钠负荷下血浆醛固酮增高则可确认为原醛症。

1. 钠负荷试验即醛固酮抑制试验

给予口服钠盐或静脉注射生理盐水或使用氟化醋酸可的松后，测定血浆或尿醛固酮水平，在尿钠指数超过 200 mmol/24 h 的条件下，血浆醛固酮水平在 554 mmol/L 以上，尿醛固酮值在 38.8 mmol/24 h 以上，则可确认为原醛症。钠负荷后的血容量扩张，正常人醛固酮分泌显著减少；而原醛症患者醛固酮分泌是相对自主的，不受血容量扩张的影响，试验不被抑制，该试验的敏感性和特异性分别为 96%和 93%。

2. 肾素或醛固酮激发试验

低钠饮食或注射速尿(呋塞米)3 天后，原醛症患者血浆肾素仍维持低水平，血浆醛固酮增加不明显。这一试验的敏感性和特异性不如抑制试验。

原发性醛固酮增多症如何定位诊断

肾上腺皮质增生型原醛症可用药物治疗，90%以上患者可获控制，而腺瘤型原醛症须手术摘除肿瘤方可治愈。因此定性诊断后需要明确腺瘤的所在位置。

1. B超

对于大于 1.5 cm 的腺瘤检出率较高，小腺瘤则难以同特发性增生鉴别。

2. CT

特醛症 CT 扫描显示双侧肾上腺大小正常或增大；腺瘤大于 10 mm 以上容易被发现，虽然目前有高分辨 CT，微小腺瘤(<5 mm)的检出率仍不高。

3. 肾上腺 MRI

根据目前资料，MRI 对肾上腺较小肿瘤的识别并不甚高，且价格昂贵，一般不予使用。

4. AVS

肾上腺静脉采血(AVS)是通过股静脉插管分别选择性进入左右侧肾静脉采取血样，并分析血样标本中各项激素水平，以此定性及定位诊断。

皮质醇增多症如何定性诊断

首先测定早晨和下午血浆皮质醇，以明确 24 h 分泌节律是否正常。皮质醇症失去昼夜规律性，或可有部分变异但均高于基线水平。

小剂量地塞米松抑制试验是确定皮质醇症诊断的最有价值

的指标。方法为地塞米松 0.5 mg/次，6 h 一次，连服 2 天，测定服药前一天和服药第二天的 24 h 尿皮质醇、17-羟皮质类固醇或血浆皮质醇，正常人上述分泌明显受抑，若不受抑，则可确诊为皮质醇症。

大剂量地塞米松(8 mg)抑制试验方法同小剂量试验相同，只是剂量加大，抑制标准为 17-羟皮质类固醇和尿游离皮质醇较正常下降达 50%以上。腺瘤或癌及大部分异位 ACTH 症不被抑制，垂体性皮质醇增多症则被抑制 50%以上。

皮质醇增多症如何定位诊断

1. X 线表现

平片检查，肿瘤本身常不显影，肿瘤较大时肾区上部可见肿块阴影，造影检查可见肿瘤压迫肾脏使之移位。骨骼普遍可见骨质稀疏，特别是脊柱改变最为明显。

2. B 超检查

肾上腺皮质增生，超声一般不易显示，仅小部分病例获得有增厚的肾上腺低回声区。肾上腺皮质结节样增生出现类似的小肿瘤的低回声区。皮质腺瘤在肾上腺部位可探及圆形或椭圆形低回声区，有球体感，边界回声较明亮，瘤体直径一般为 3 cm 左右。

3. CT 表现

腺瘤的 CT 表现为病侧肾上腺增大，形态失常。在肾上腺部位可见圆形或椭圆形的肿块，边缘光滑，有完整的包膜。肿瘤的密度可为等密度或低密度，肿瘤密度一般均匀。肿瘤大小为 2～4 cm，对侧肾上腺表现正常或较小。

肾上腺偶发瘤如何诊断

可选用肾上腺 CT 进行初步评估，可根据肾上腺肿瘤占位的大小、形态、CT 值等进行初步诊断。也可选用肾上腺增强 CT 进一步区分良恶性肿瘤。结合平扫和增强 CT 可以更准确地区分肾上腺肿瘤与肾上腺转移瘤。对于难以明确的转移瘤，选用 PET-CT 可能有帮助。

除非在患者有其他恶性肿瘤病史的情况下，不推荐常规行肾上腺活检术，如确需肾上腺穿刺术，则应在经验丰富的影像科医师指导下进行，如患者肾上腺皮质癌不能除外，则强烈不推荐肾上腺活检术，因为可能造成肿瘤针道播散。

推荐对所有患者针对肾上腺肿瘤激素分泌功能行临床症状、体征和实验室检查综合评估，明确有无嗜铬细胞瘤、皮质醇增多症、原发性醛固酮增多症及性激素异常等，如筛查结果可疑，应行相关确诊试验。

肾上腺皮质癌如何诊断

首选腹部 CT(平扫＋增强)，CT 检查典型表现包括：体积大

(常大于 6 cm)、平扫 CT 值大于 10 Hu,实质期/动脉期对比剂清除率小于 40%~50%,中央密度低、边缘不规则但清晰伴轻度强化,常合并中央静脉、肾静脉、下腔静脉癌栓。如有造影剂过敏或妊娠可选择 MRI 代替 CT,或者大的肿瘤术前评价与血管的关系。增强 MRI 评估血管的能力优于 CT。其他如 FDG-PET、骨扫描、腹部 B 超、胸部 CT 等可评价有无转移。

肾上腺肿瘤的治疗

嗜铬细胞瘤有哪些治疗方法

1. 手术治疗

手术切除肿瘤(图 3)是肾上腺嗜铬细胞瘤的唯一有效方法。但手术有一定危险性。麻醉和术中血压容易波动,肿瘤血运丰富,与大血管关系密切,容易引起大出血。应加强围手术期处理,包括充分的术前准备、细致的术中操作和严密的术后监护。麻醉选择以全麻为安全,需准备酚妥拉明和去甲肾上腺素等降压药和升压药物以应对手术过程中血压的剧烈波动。

2. 药物治疗

对不能耐受手术,或未能切除的恶性嗜铬细胞瘤,或手术后肿瘤复发的患者,可使用酚苄明、哌唑嗪等药物改善症状,或采用^{131}I-MIBG 内放射治疗。

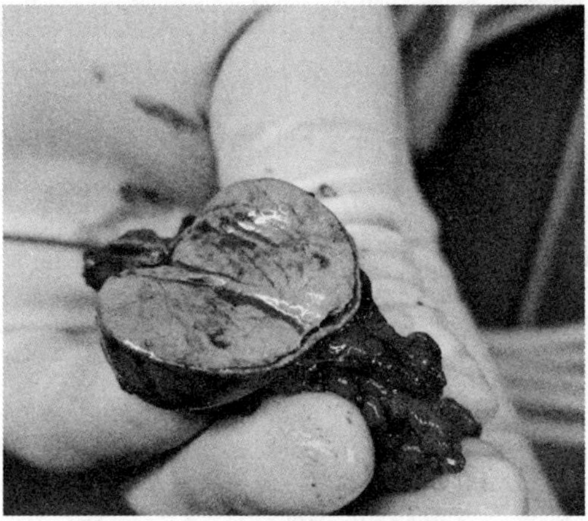

图3　手术切除的肾上腺肿瘤

嗜铬细胞瘤手术前要做哪些准备

嗜铬细胞瘤患者手术充分准备是手术成功的关键，术前准备用药目的在于阻断过量儿茶酚胺的作用，维持正常的血压、心率、心律，改善心脏和其他脏器功能，纠正有效血容量不足，减少术中术后各种严重并发症的发生率。可用 α 受体阻滞剂(酚苄明、特拉唑嗪等)及钙通道阻滞剂(非洛地平等)以控制高血压，如有心动过速者应用 β 受体阻滞剂(倍他乐克等)控制心率，如有心律失常应予以相应治疗。如出现高血压危象，则应予以硝普钠、酚妥拉明等静脉泵入控制血压。

原发性醛固酮增多症有哪些治疗方法

1. 手术治疗

肾上腺皮质腺瘤应行腺瘤侧肾上腺切除或腺瘤剜除术，70%～80%的患者代谢异常和高血压可获痊愈。原发性肾上腺皮质增生做一侧(一般为右侧)肾上腺切除或肾上腺次全切术；醛固酮癌及异位分泌醛固酮的肿瘤应行肿瘤切除术，但皮质腺癌的预后很差，易复发和转移，术后应监测激素水平以了解有无复发。特醛症手术治疗效果差，目前已趋用内科治疗。但若难以确定腺瘤或特醛症时，需作手术探查。

腺瘤患者术前应口服大剂量螺旋内酯以纠正血压和低血钾。术前适当的低钠饮食和每日螺旋内酯 100～400 mg，分次口服，待血钾正常，血压恢复或接近正常时再施行手术。若低血钾纠正困难，可加用氨苯蝶啶以阻止肾小管对钾的排出。高血压控制不理想时辅以一般降压药物。术前不必常规补充肾上腺皮质激素。

术后早期除非有低血压，一般不需补充激素。若有疲乏、厌食、高血钾、氮质血症，提示可能有暂时性醛固酮缺乏，可补充氟氢可的松。

所有患者术后血浆醛固酮及血钾立即恢复正常。大多数患者的血压恢复需 1～6 个月时间。术后血压不能恢复正常者，与长期高血压及低血钾继发肾脏及血管病变有关，需服用一般降压药物治疗。

2. 内科治疗

药物治疗的适应证:①拒绝或有手术禁忌的醛固酮腺瘤患者;②特醛症;③不能根治切除或复发的醛固酮癌;④糖皮质激素可控制的原醛症。

(1) 螺旋内酯:国内常用药是其微粒型安体舒通(螺内酯)100～400 mg,以血压血钾恢复情况作为疗效监测。长期应用可出现男子乳房发育、月经失调、阳痿等不良反应。安体舒通能否增强肾素分泌及腺瘤对侧肾上腺醛固酮分泌尚不清楚。

(2) 氨苯蝶啶或氨氯吡咪(阿米洛利):如患者不能应用安体舒通,可选用上述药物,以助排钠贮钾。血管转换酶抑制剂与保钾利尿剂合用,效果更佳。

(3) 血管紧张素转换酶抑制剂:对特醛症有效。

(4) 钙通道阻滞剂:可使一部分原醛症患者的醛固酮产生量减少,血压和血钾恢复正常,因为醛固酮的合成需要钙离子参与。

(5) 赛庚啶:是血清素竞争剂,可以降低增生型原醛症血浆醛固酮水平。但同时抑制糖皮质激素。

(6) 地塞米松应用于糖皮质激素可控性原醛症,剂量每日1 mg左右。

(7) 双氯苯三氯乙烷:为肾上腺皮质毒性药物,应用于有远处转移或复发的醛固酮癌患者。有一定缓解率,但生存期未见延长。

皮质醇增多症有哪些治疗方法

皮质醇增多症的治疗主要为病因治疗。病因不同，其治疗方法也不同。肾上腺皮质增生以垂体微腺瘤摘除术为首选。手术失败或不能手术的患者则行垂体放疗或双侧肾上腺次全切除术或药物治疗。原发性肾上腺肿瘤则首选肾上腺肿瘤切除术。对于病情严重的患者，在行病因治疗前，应先采取措施改善并发症。如低血钾的患者给予适当补钾；继发糖尿病者，应给予饮食治疗、口服降糖药或胰岛素治疗，使血糖降至正常；有感染者，应及时用抗生素控制感染等。

皮质醇增多症如何手术治疗

1. 肾上腺腺瘤

一经确诊，手术切除可获根治。由于肾上腺腺瘤的自主分泌使下丘脑—垂体—肾上腺轴处于抑制状态。术后可能出现一过性肾上腺皮质功能低下，需用激素替代治疗。术前用药一般肌注醋酸可的松 100～200 mg，每 6 h 一次；术中静滴氢化可的松 100～200 mg，术后 24 h 再滴注 100～200 mg，以后逐渐减量，2 周后减至 20 mg。同时可肌注长效 ACTH 60～80 U，两周后逐渐减量，每隔数日减少 10 U。术后应长期密切观察。大多数患者能于3个月到1年内逐渐停用替代治疗。

2. 肾上腺腺癌

以手术治疗为主。未能根治或转移者应用药物治疗。药物以皮质醇生物合成抑制剂米托坦最好。并配合放疗。

3. 垂体性皮质醇增多症

(1) 垂体切除术:应用手术显微镜经蝶窦切除垂体微腺瘤,治愈率在80%以上,复发率在10%左右,可配合放疗减少复发。

(2) 肾上腺切除术:对于无条件行垂体手术时,仍以肾上腺切除为首选,症状较轻可行一侧肾上腺切除,并作垂体放疗;一般行肾上腺次全切,即一侧肾上腺全切,另侧大部切除术,术后配合垂体放疗,可减少垂体肿瘤和色素沉着(Nelson综合征)的发生。但肾上腺切除的复发率较高,因此国外主张肾上腺全切术,术后皮质醇症可获缓解。但存在诸如易发肾上腺皮质危象,需终身服用皮质激素,易发生Nelson综合征等缺点。

皮质醇增多症有哪些药物治疗

1. 氨基导眠能(氨鲁米特)

抑制胆固醇转化为孕烯醇酮,使皮质激素合成受阻。每日0.75～1.0 g,分次口服。对不能根治的肾上腺腺癌及异位ACTH综合征有一定疗效。由于醛固酮也受抑制因此用药过程中应观察有无肾上腺皮质不全现象。

2. 甲吡酮

抑制 11β-羟化酶,从而阻止 11-脱氧皮质素向可的松的转化。一般剂量 250～500 mg,一日 3 次,很少引起钠潴留。

3. 酮康唑

为抗真菌药物,可以在激素合成的早期和晚期步骤中阻止细胞色素氧化酶 P450 介导的副链分裂和水解过程。开始剂量 1 000～1 200 mg,维持量 600～800 mg,少数患者可有肝损伤。

4. 密安坦(双氯苯三氯乙烷)

为肾上腺毒性药物,可使肾上腺皮质束状带和网状带萎缩、出血、细胞坏死,但不影响球状带,一般剂量可逐渐增加至每日 8～10 g 直到出现不良反应如胃肠道、神经症状和皮肤症状,再减量至症状消失。有一定临床缓解率,主要用于已有转移的恶性肿瘤。但并不延长生存时间。用药期间,可发生肾上腺皮质功能不足,应监测皮质激素和醛固酮值。由于此药脂溶性大,停药后较长时间内亦应监测以防不测。

肾上腺偶发瘤应如何治疗

对于无症状、无功能、肿瘤直径小于 3 cm 且影像学确定为良性的单侧肾上腺偶发瘤及皮质醇自主分泌状态并不发展为库欣综合征的,可暂不手术治疗。

对于具有激素分泌功能、影像学判断可疑恶性者、肿瘤直径大于 3 cm、孤立的肾上腺转移瘤直径大于 3 cm 及随访过程中发现肿瘤增大超过20％(最大直径超过至少5 mm)或最大直径超过1 cm,或者有其他可疑影像学和临床表现,或出现内分泌功能的,推荐手术治疗。对于肾上腺CT平扫＋增强及MRI不能确定肿瘤性质且没有内分泌功能者,可选择6～12个月后行CT或MRI复查,也可以考虑即刻手术。无内分泌功能的良性肿瘤,且直径小于3 cm,如患者手术意愿强烈也可选择手术。手术方式推荐腹腔镜为首选,腹腔镜具有创伤小、恢复快的优点;机器人辅助腹腔镜也可作为选择方案,对于直径大于6 cm或较为肥胖的患者可能较有优势,但费用更高。当肿瘤直径大于6 cm或周围侵犯或肾上腺皮质癌,则推荐开放手术。

肾上腺皮质癌应如何治疗

手术是唯一可能治愈肾上腺皮质癌的治疗手段。完全切除是获得长期生存的基础,应完整切除肿瘤及其周围脂肪组织、可疑肿瘤侵犯区域及淋巴结,邻近脏器受累者应连同原发灶整块切除,肾静脉及下腔静脉癌栓不是根治性切除的禁忌证,应一并切除。手术方式推荐开放手术作为标准术式,腹腔镜手术可根据肿瘤具体情况选择,但术后复发率高,对怀疑有周围组织侵犯或淋巴结侵犯的Ⅲ期或Ⅲ期以上者,不推荐腹腔镜。

药物治疗整体疗效不好,可选用米托坦、细胞毒性药物等,但有效率低,多为短暂部分缓解,仅能有限延长中位无进展生存时间。

肾上腺肿瘤的预防和日常保健

肾上腺肿瘤的发生与哪些因素有关

肾上腺肿瘤的病因不明,嗜铬细胞瘤及醛固酮瘤的发生可能与遗传有关,皮质醇增多症的最常见病因是垂体 ACTH 微腺瘤,少数是垂体 ACTH 细胞增生。引起异位 ACTH 综合征的肿瘤最多见是小细胞肺癌,其他还有胰岛细胞瘤和胸腺瘤等,功能性肾上腺皮质肿瘤也是引起皮质醇增多症的常见病因,其他还有肾上腺皮质癌、ACTH-非依赖性肾上腺大结节增生等。

肾上腺肿瘤的预防措施有哪些

对于肾上腺肿瘤并无特殊的预防方法,主要是在于早发现、早诊断、早治疗。肾上腺肿瘤可能是环境或内分泌改变引起的,应注意环境避免环境中致癌因素的暴露,如有内分泌失调或内环境的紊乱,应及时调整。另外,在生活中可多吃一些富含维生素丰富的食物,补充身体的营养,并且要避免情绪紧张,保持良好的心情,尽量不要吃过多高脂肪的食物,必要时需要戒烟戒酒。

肾上腺肿瘤患者术后注意事项有哪些

嗜铬细胞瘤术后10～14天复查血、尿生化指标，判断肿瘤是否残留，有无转移。散发病例单侧肾上腺切除每年随访1次，至少连续10年。高危群体每6～12个月复查一次，终身随访。皮质醇增多症患者术后10～14天复查血、尿生化及激素指标，每3个月检查激素水平，此后每6～12个月复查一次，库欣病10年以上；肾上腺腺瘤5年以上；异位ACTH、皮质醇癌终身随访。原发性醛固酮增多症第一次随访术后4～6周，主要评估血压、电解质及有无术后并发症，术后3个月复查一次，随后每6个月1次持续2年。对于肾上腺皮质癌患者，临床分期Ⅰ～Ⅲ期患者，若肿瘤完整切除，术后2年内每3个月复查一次，2年后每6个月复查一次，持续终身。对于未能完整切除肿瘤的Ⅰ～Ⅲ期患者及Ⅳ期患者，术后2年内每2个月复查一次，2年后根据肿瘤进展情况决定随访时限及频率。

肾 肿 瘤

肾肿瘤的基础知识

肾脏是一个什么器官

肾脏为成对的扁豆形器官，左右各一。肾脏大小具有个体差异。新生儿肾脏大小与体重的比值约为成人的 3 倍。成年男性肾脏大约长 12 cm、宽 6 cm、厚 4 cm，重 150 g；成年女性肾脏稍小，135 g 左右。肾脏由肾实质和肾盂、肾盏组成。肾实质又分为外层的肾皮质和内层的肾髓质。皮质的主要成分是肾小球和肾小管。髓质由 8～15 个肾锥体构成，主要组织为集合管和肾乳头，肾乳头伸入肾小盏内。每 2～4 个肾小盏汇合成一个肾大盏，肾大盏再汇于肾盂。每个肾脏有 2～5 个肾大盏，一般分为上、中、下三盏。肾盂多呈漏斗状，按其与肾实质的关系，肾盂可分为肾内型、肾外型和混合型。肾盂、肾盏和肾实质之间的间隙称为肾窦，其内除肾血管的分支外，主要为疏松的脂肪结缔组织、淋巴管和神经，易于分离。肾盂下接输尿管，肾盂组织结构分为三层：外纤维层、中肌肉层、内黏膜层（图 4）。

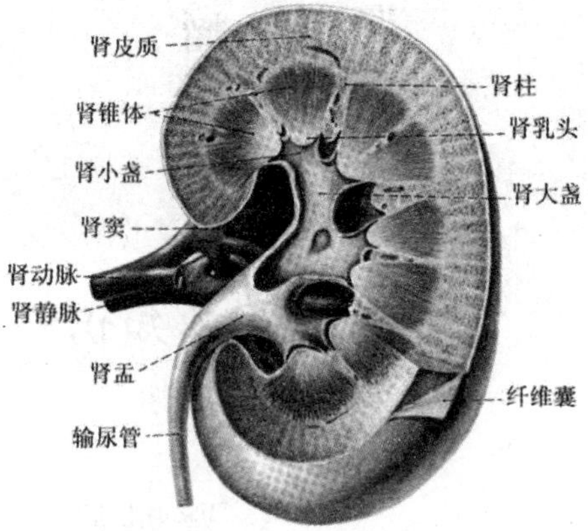

图 4　肾脏的形态和结构

肾脏在人体内的位置如何

双肾分别位于脊柱两侧,贴附于腹后壁。右肾稍低于左肾,右肾上极平第 12 胸椎,下极平第 3 腰椎;左肾上极平第 11 胸椎,下极平第 2 腰椎。临床上有时可在肋缘下扪及右肾下极。双肾上极紧贴横膈,随呼吸上下移动,移动范围不超过 3 cm。肾的位置与体型有关,瘦长型的人,肾的位置相对较低,矮胖型者相对较高。

肾的上方附有肾上腺,共同由肾筋膜所包绕,两者之间隔以疏松的结缔组织。左侧肾上腺如一顶帽子盖在肾上极。右肾上腺位于右肾上极中央部分。左肾前上方为胃底及脾脏,胰尾靠近肾门,前下方为结肠脾曲及降结肠。右肾前上方为肝脏,正前方为胆囊,前下方有升结肠和结肠肝曲,内侧靠下腔静脉,十二指肠降段贴近肾门。肾脏的后面紧贴腰大肌及腰方肌，后上方及外侧面隔以膈肌及膈肌角，与胸膜反折相邻。

肾脏有哪些血液供应

1. 肾动脉

肾脏动脉通常于肠系膜上动脉的下方发自腹主动脉，位于第一腰椎上缘和第三腰椎之间。约84.7%的肾脏具有一支肾动脉。右侧肾脏具有两支肾动脉的机会较左侧更多，两支动脉几乎具有相同大小的管径。虽然右肾较左肾位置低，但右肾动脉较左肾动脉稍高。约15%的肾脏上极或下极接受来自腹主动脉的多支分支供应，这些动脉直径一般较小。若这些动脉管径够大，它们会于主动脉开口处呈连续排列，充当肾段动脉。

大多数肾下极的附属动脉直接进入肾皮质。进入肾上极的动脉多起自肾动脉，它们的管径较小，并经过肾上腺。一些额外的肾动脉起自性腺动脉和肠系膜上动脉。

肾动脉分成前干、后干。肾动脉前干、后干可以从腹主动脉至肾门这一段任何部位发出。前干供应肾脏3/4的范围，后干供应余下部分。前、后干之间无血管区平面相当于后层肾盏长轴位置。肾脏前、后干发出5支重要的肾段动脉，它们供应相应的肾段。肾段动脉均为端动脉，与静脉系统相反，相隔肾段间无附属分支。在肾被膜和肾脂肪内动脉间发现段间动脉吻合支。这些吻合支口径较小，不足以灌注肾脏。

2. 肾静脉

肾脏的静脉与动脉伴行，出肾门后汇合为肾静脉主干，然后进入下腔静脉。左肾静脉较右肾静脉长，跨腹主动脉前方，并有左精索静脉呈直角汇入，这也是精索静脉曲张 90%以上发生在左侧的解剖原因。右精索静脉则直接呈锐角汇入下腔静脉。

肾脏有哪些淋巴与神经

1. 肾脏的淋巴系统

环绕皮质、髓质小管的肾淋巴丛围绕肾血管尤其是肾脏静脉排列。来自肾丛的淋巴管于皮质的基底部加入稠密的淋巴基本网络。从淋巴基本网络发出的淋巴管到达肾盏漏斗部，伴随此部的血管到达肾窦，将淋巴液排空至肾盂表面的许多有瓣的收集器，并伴随肾门外的肾静脉终止于肾血管周围的淋巴结和腹主动脉淋巴结。肾被膜含有许多淋巴管，并分为浅深两组。浅层淋巴系统直接位于肾筋膜和腹膜下面，它引流淋巴液至肾被膜下深层淋巴系统，进入肾实质的淋巴管。肾盂、肾盏具有不同的组织起源，因此有独立于肾实质的淋巴管。在肾盂，淋巴管沿着黏膜下排列并与输尿管的淋巴管相连续。当淋巴管通过肾门后，它们互相吻合，并将淋巴液引流至腰大肌或膈脚的淋巴结后注入同侧腹主动脉外侧淋巴结。

2. 肾脏的神经

肾脏的许多自主神经，主要是具有血管舒缩能力的神经，具有广泛的来源，并聚集形成肾丛。50%的肾神经分支来自每侧的腹腔丛。它们首先从头侧伸展到肾血管，然后从腹侧穿过肾血管到达肾丛。内脏大、小、最小神经节发出神经支配肾脏，但不是直接支配，一部分通过腹主动脉神经节，另一部分通过腹腔神经节。肾丛的部分分支来源于第二腰交感神经节，直接或者通过肾后神经节支配肾脏。还有部分分支来源于腹主动脉丛的上部、下部。来源于腹主动脉丛的下部的分支与上腹下丛有交通支。

在肾窦，主要在肾动脉表面的腹侧，神经汇聚形成肾丛。在肾静脉前面，肾盂的后面无神经分布，但是有神经纤维伴随被膜静脉的前、后支到达肾被膜。肾段动脉在肾内无吻合支，但肾丛在肾段动脉间发出分支。

肾前、后神经节纤维之间许多吻合支多位于肾丛内的小神经节。传出、传入神经沿肾动脉进入肾实质内，形成神经末梢网，分布于肾小球、肾小管、肾内血管。

总之，肾脏具有极其丰富的神经供应。内脏神经、腹腔丛、腹主动脉肾神经节、腰交感神经节、腹主动脉丛、下腹上丛等。这些神经具有调节肾血管舒缩功能，其作用至今尚不清楚。因为在离体肾脏手术后，肾脏的神经供应完全被切断，但术后肾脏的生理活动并未受到影响。

肾脏有哪些肿瘤

肾脏肿瘤为泌尿外科常见的肿瘤，并且以恶性肿瘤居多。

在原发性恶性肿瘤中肾细胞癌约占90%，其他恶性肿瘤有肾盂癌占7%～8%，肾母细胞瘤占5%～6%，肉瘤占3%。

肾脏的良性肿瘤主要有肾腺瘤占全部肾肿瘤的3%左右；血管平滑肌脂肪瘤占全部肾肿瘤的0.7%～2%，还有肾髓质纤维瘤、血管瘤等则更少见。

另外肾脏上还可出现由其他脏器恶性肿瘤转移而来的肿瘤。

肾癌有哪些细胞类型

肾癌最常见的肾癌病理类型为透明肾细胞癌，在所有肾癌中的占比为70%～85%；其次是乳头状肾细胞癌，占7%～10%；肾嫌色细胞癌，占4%～7%，以及Bellini集合管癌，占1%～2%。其余类型均较少见，包括：肾髓质癌、多房囊性肾细胞癌、Xp11.2易位/TFE3基因融合相关性肾癌、神经母细胞瘤相关性肾细胞癌、黏液性管状和梭形细胞癌以及未分类癌等。

肾细胞癌的发病情况如何

肾细胞癌（肾癌）在泌尿系统肿瘤中的发病率仅次于膀胱癌，占第二位。在成年人的全部恶性肿瘤中，肾癌所占的比例为2%～3%。各国和各地区的发病率不同，发达国家发病率高于发展中国家。中国1985年发病率为男性2.1/10万、女性1.7/10万。

根据我国权威部门统计显示，近年来我国肾癌的发病率和死亡率均有上升趋势，男女比例约为2∶1。城市地区高于农村地区，两者最高相差43倍。肾癌的高发年龄段为50～70岁。

肾癌的预后如何

肾癌的预后与肿瘤的分期密切相关，有研究发现TNM分期为T1、T2、T3a、T3b、T3c和T4期患者的5年生存率分别为100％、91％、72％、56％、30％和25％。影响肾癌预后的不良因素包括：局部淋巴结转移、静脉内癌栓、穿破肾周筋膜或邻近脏器浸润及远处转移。有淋巴结阳性的患者预后明显较差，5年生存率在8％～35％之间。周围器官的侵犯更是预后差的信号，即使原发肿瘤能够完全切除，5年生存率仍小于5％。肾静脉或下腔静脉癌栓但没有局部淋巴结转移的患者预后尚可，生存率与没有远处转移的Ⅱ期患者的生存率相似。肿瘤侵犯肾盂对预后意义不大。

什么是肾母细胞瘤

肾母细胞瘤又称肾胚胎瘤，是婴幼儿最常见的恶性肾脏肿瘤，占15岁以下小儿恶性泌尿生殖系统肿瘤的80％以上。大多数3岁前出现，70％可在6岁以前诊断，成年人及新生儿很少见。

肾母细胞瘤可以较长时间无症状而不被发现。腹部肿块、疼痛、血尿和发热是它的主要临床表现。腹部肿块多在给小儿洗澡或更衣时偶尔发现，一般位于上腹和季肋部，表面光滑，中等硬度，无压痛，早期有一定活动度。肿瘤巨大时可影响胃肠道功能，出现食欲低下、消瘦，甚至贫血和恶病质。约1/3患儿有血尿，其中10%～15%为肉眼血尿。血尿出现与肿瘤侵入肾盂有关，但不表示肿瘤为晚期。30%～60%的患儿有高血压，一般在肿瘤切除后恢复正常。偶有低热及腹痛，但多不严重。

肾母细胞瘤的诊断主要依靠B超和CT检查。B超检查可明确肿块的位置、大小、质地。而CT检查可进一步确定肿瘤浸润范围，与周围脏器的关系，有无肝转移及下腔静脉癌栓。并可与其他一些良性肿瘤相鉴别。

手术、放疗和化疗是肾母细胞瘤的三个重要治疗方法。手术方式为根治性肾切除术。合并有肾静脉或下腔静脉癌栓者，应在阻断下腔静脉或低温体外循环下摘除癌栓，术后再进行放疗或化疗。如肿瘤巨大或浸润重要脏器而不能完全切除时，不可强行手术，可在术后经化疗、放疗，等3～6月后肿瘤缩小再进行二次手术切除。

什么是肾血管平滑肌脂肪瘤

肾血管平滑肌脂肪瘤又叫错构瘤，是起源于肾间质细胞的良性肿瘤，占肾肿瘤的8.7%～29.4%。

本病发展缓慢。早期多无症状，常在体检时发现。肿瘤较大时可出现腰腹部胀痛。因肿瘤富含血管，瘤体组织质脆，极易发生破裂出血，此时出现腰腹部突发性剧烈疼痛，并可出现出血性休克，需要急诊手术治疗。

B超和CT是诊断肾血管平滑肌脂肪瘤的主要手段，只要在肿瘤中发现有脂肪成分，即可明确诊断。一般B超检查表现为强回声光团，不均匀，瘤内脂肪组织与周围组织间声阻差越大，而产生强回声光团越明显。CT显示脂肪组织比B超更敏感，诊断的准确率更高。

肿瘤较小且没有临床症状时，可暂时不予处理，定期随访观察。主要治疗方法为手术治疗。术中可行快速冰冻切片病理检查，如明确为肾血管平滑肌脂肪瘤，可行肿瘤剜除或肾部分切除术，尽可能保留肾组织。如肿瘤巨大或不能明确诊断的应行肾切除术。

肾肿瘤的临床表现

肾癌有哪些临床症状

肾癌的主要临床表现如下。

(1) 血尿：血尿是肾癌常见的临床症状之一，是由于肿瘤侵犯肾盂或肾盏的黏膜而引起的。40%～50%的患者会出现间歇性、无痛性、全程肉眼血尿，只有在血块堵塞输尿管时才会引起肾绞痛。

(2) 疼痛:发生率约为 20%,主要表现为腰部的钝痛。是由于肿瘤生长牵拉肾包膜或肿瘤侵犯周围组织器官所引起。

(3) 腹部肿块:如果患者体形偏瘦,吸气时可在上腹部肋弓下摸到肿块。

(4) 肾外表现:由于肾脏还具有内分泌功能,分泌多种激素。肾癌可造成肾脏的内分泌功能紊乱,引起多种全身性症状如:高血压、贫血、体重减轻、发热、血沉加快、红细胞增多症、肝功能异常、高血钙、神经肌肉病变等。

(5) 精索静脉曲张:是由于肾静脉或下腔静脉内瘤栓阻碍精索静脉内血流回流引起的。

(6) 转移症状:肾癌晚期发生转移时可出现骨痛、咳嗽、咯血等转移症状。

需要指出的是肾癌早期往往无任何症状。近年来,无症状肾癌的发现率逐年升高,最高可达 50%。

肾癌如何分期

目前肾癌的分期临床上普遍使用国际抗癌联盟公布的 TNM 分期法(表 1)。

表 1　肾癌 TNM 分期

Tx	原发肿瘤无法评估
T0	无原发肿瘤证据

(续表)

T1	肿瘤最大直径≤7 cm,且局限于肾脏内	
	T1a	肿瘤最大直径≤4 cm,且局限于肾脏内
	T1b	4 cm＜肿瘤最大直径≤7 cm,且局限于肾脏内
T2	肿瘤最大直径＞7 cm,且局限于肾脏内	
	T2a	7 cm＜肿瘤最大直径≤10 cm,且局限于肾脏内
	T2b	肿瘤最大直径＞10 cm,且局限于肾脏内
T3	肿瘤侵及大静脉或肾周组织,但未侵及同侧肾上腺,未超过肾周筋膜	
	T3a	肿瘤侵及肾静脉或其分支的肾段静脉,或侵犯肾盂肾盏系统,或侵犯肾周脂肪或肾窦脂肪,但未超过肾周筋膜
	T3b	肿瘤侵及膈下的下腔静脉
	T3c	肿瘤侵及膈上的下腔静脉或肿瘤侵及下腔静脉壁
T4	肿瘤侵透肾周筋膜,包括侵及肿瘤同侧肾上腺	
Nx	区域淋巴结无法评估	
N0	区域淋巴结无转移	
N1	区域淋巴结有转移	
M0	无远处转移	
M1	有远处转移	

肾肿瘤的诊断

肾癌有哪些诊断方法

肾癌的诊断主要依靠影像学检查如下。

1. B超

B超检查简便易行，对患者不造成痛苦和创伤，B超发现肾脏肿瘤的敏感性较高，可以作为首选的检查方法。肾实质内团块状回声是超声诊断肾癌的直接征象。

2. CT

CT对肾癌的定位准确率可达100％，并且能显示病变的范围及是否侵犯邻近器官，有利于肿瘤的分期，指导治疗方案的确定，是目前最可靠的诊断肾细胞癌的方法(图5)。

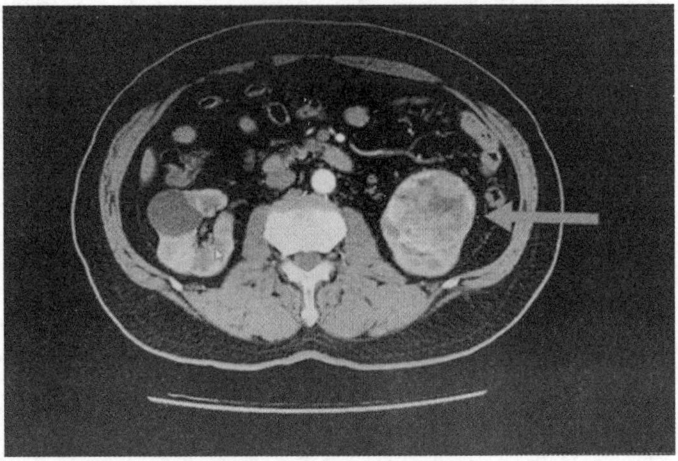

图5 肾癌的CT表现

3. 磁共振(MRI)

MRI对肾癌诊断的敏感度及准确性与CT相仿，但在显示静脉内癌栓、周围器官受侵犯及与良性肿瘤或囊性占位鉴别方面优于CT。

4. 排泄性尿路造影(IVU)

对直接诊断肾细胞癌的价值并不大，只有当肿瘤较大或侵犯集合系统时，才可显示肾盂肾盏的变形、破坏或充盈缺损。但IVU检查可用来了解肾功能，尤其是对侧肾脏的功能和形态，并可排除肾脏其他疾病。

5. 肾血管造影

对需要行肾动脉栓塞治疗或保留肾单位手术前需了解肾血管分布及肿瘤血管情况者可行肾血管造影检查。

肾癌可以通过穿刺活检明确吗

并非每一位肾占位患者均需术前行肾占位穿刺活检明确诊断。相反，对于准备手术的患者无需行肾肿瘤穿刺活检。只有在一些特殊情况下需要肾展位穿刺活检：①对于拟积极检测的、小的肾脏占位性病变患者；②在进行消融诊治疗前明确病理诊断；③对于转移性肾细胞癌，在进行靶向治疗或放化疗前明确病理诊断。此外，穿刺活检还用于一些肺手术适应证的肾脏疾病如肾脓肿、转移性肾肿瘤及淋巴瘤等。

肾脏穿刺活检常见的并发症包括肾包膜下血肿或肾周血肿，一般无需特殊处理，对症治疗即可。肾脏囊性肿块不推荐进行穿刺活检，对含有部分囊肿内有实性成分的病理可考虑对实性部分穿刺活检。

什么是肾癌的静脉癌栓

肾癌是一种富含血供的肿瘤，瘤体内血管十分丰富，再者肾癌细胞具有侵袭血管系统的生物学特点。肿瘤细胞先是穿透瘤体内的血管壁进入小血管内，然后随着血液回流至肾静脉，在肾静脉内种植并逐渐增大形成肾静脉癌栓。癌栓可以沿肾静脉回流生长进一步累及下腔静脉，严重者会扩展至右心房。临床资料显示，肾癌伴肾静脉或下腔静脉癌栓的发生率占所有肾癌的4%～10%。

静脉癌栓尚无统一分级方法，目前应用最广泛的是美国梅奥医学中心的五级分类法。

0级:癌栓局限在肾静脉内；

Ⅰ级:癌栓侵入下腔静脉，癌栓距肾静脉开口处≤2 cm；

Ⅱ级:癌栓侵入肝静脉水平以下的下腔静脉，癌栓顶端距离肾静脉开口>2 cm；

Ⅲ级:癌栓生长达肝内下腔静脉水平，膈肌以下；

Ⅳ级:癌栓侵入膈肌以上的下腔静脉。

肾癌有静脉癌栓是不是就没有手术机会了

既往观点认为肿瘤一旦形成癌栓，就失去了手术意义。

但近年来，随着研究的深入，得益于循证医学的发展。越来越多的数据表明，手术是目前唯一有效的治疗方式，积极成功的手术可以明显延长患者的生存时间，提高患者的生活质量。积极手术切除作为治疗肾癌伴静脉癌栓患者的标准策略已被广泛接受。伴有静脉癌栓的肾癌患者接受手术切除肾脏和癌栓，能够取得明显的生存获益，但应注意的是，并不是所有肾癌合并静脉癌栓的患者都适合手术，具体应取决于患者全身情况、肿瘤的发展情况等。有研究表明，肿瘤的分期、分级、肿瘤坏死和癌栓高度等因素与患者的术后生存期明显相关。

怎样早期发现肾癌

早期的肾癌经过手术治疗是可以治愈的，但有症状的肾癌往往已经是晚期了，因此在尚未出现症状时依靠体检发现早期肾癌是最好的方法。事实上，目前超过 50%的肾癌都是无症状肾癌，都是在体检过程中发现的。应该大力提倡每年进行一次例行体检，做一次肾脏 B 超检查，如发现肾脏内实质性肿块，即进行 CT 或 MRI 检查来进一步确诊。如果出现腰部胀痛或血尿等症状，应立即到医院进行检查，以便尽早发现可能存在的肾癌。

肾肿瘤的治疗

肾癌的治疗原则是什么

对于早期肾癌患者,手术切除是唯一有效的治疗。根治性肾切除是治疗肾癌最基本的治疗手段,必须切除肾脏及其筋膜,包括同侧肾上腺、近段1/3的输尿管。如果肿瘤不在肾上极可以不切除肾上腺。放疗、化疗和免疫治疗可作为辅助治疗。约30%的肾癌确诊时已有转移。对于已出现远处转移的肾癌患者可采用姑息性手术、放疗、化疗、免疫治疗等综合治疗方法,目的在于减少肿瘤出血、缓解疼痛,提高患者生活质量。

肾癌的治疗方法有哪些

肾癌的治疗方法如下。

(1) 手术治疗:①根治性肾切除术;②保留肾单位肾癌切除术。

(2) 微创治疗:①射频消融;②高强度聚焦超声;③冰冻消融。

(3) 肾动脉栓塞

(4) 免疫治疗

(5) 化学药物治疗

(6) 放射治疗

在治疗过程中应根据肿瘤的分期分级和患者的身体状况选择最适合的治疗方案。

肾癌有哪些手术治疗方法

1. 根治性肾癌切除术

这是目前唯一得到公认可能治愈肾癌的方法。因此,只要患者的身体状况能够耐受手术,肿瘤向周围浸润和粘连的程度还没有到难以分离的程度,都应该积极地施行根治性肾癌切除术。手术中切除的范围应包括肾脏、肾周筋膜、肾周脂肪、肾门淋巴结、髂血管分叉以上的输尿管,一般也要切除同侧的肾上腺,但如果肿瘤临床分期为Ⅰ或Ⅱ期,肿瘤位于肾脏的中下极,肿瘤直径$<$7 cm 而术前 CT 显示肾上腺正常时,可选择保留肾上腺。

2. 保留肾单位手术(NSS)

是指手术中只切除肿瘤组织和其周围 0.5～1 cm 的正常肾脏组织,而保留其余的正常肾组织,以尽可能维持患者的肾功能。但进行 NSS 手术应严格掌握适应证。其适应证包括:①如果进行根治性手术有可能会导致肾功能不全或尿毒症的患者,如先天性孤立肾、对侧肾功能不全或无功能以及双侧肾癌等。②对侧肾存在某些良性疾病,如肾结石、慢性肾盂肾炎或其他可能导致肾功能恶化的疾病。③肿瘤≤4 cm,并且位于肾脏周边,对侧肾功能正常。

3. 腹腔镜手术

近年来,腹腔镜下进行肾癌根治术或 NSS 手术,因为手术创伤小,患者恢复快而得到广泛开展(图 6)。如果适应证选择合适,腹腔镜手术可以达到开放手术相同的治疗效果。腹腔镜手术适用于肿瘤局限于肾包膜内,无周围组织侵犯以及无淋巴转移及静脉瘤栓的局限性肾细胞癌患者。但对≥T3 期的患者、以往曾进行过同侧肾脏手术以及其他不适合手术治疗的患者不应进行腹腔镜手术。

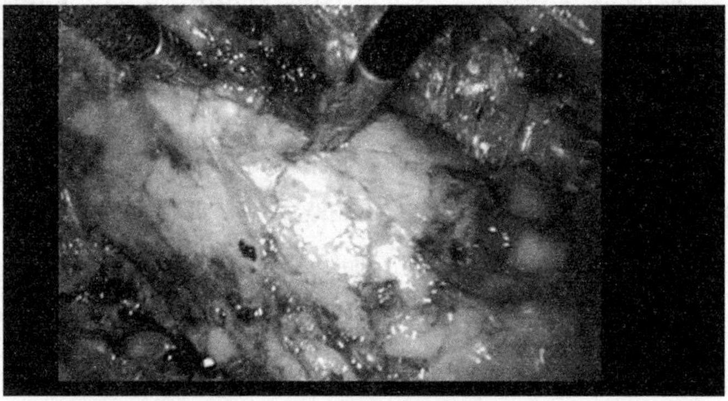

图 6　腹腔镜肾癌切除术

肾癌可以放疗和化疗吗

肾细胞癌进行化疗的效果较差。但对于已经发生转移的晚期肾癌,适当的化疗可以使病情得到一定程度的缓解。多主张联合用药,以提高杀伤癌细胞的协同作用和减少毒性反应。近年来以二氟脱氧胞苷为主的化疗对转移性肾癌取得了一定的疗效。

肾癌属于对放射线不敏感的肿瘤,单纯放疗不能取得较好效果。术前放疗目前已较少采用。但对于手术未能彻底切除的Ⅲ期肾癌,术后放疗可减少局部复发的概率。对不能手术切除的晚期肾癌,放疗可减轻局部疼痛、血尿和缓解毒性症状。

什么是肾癌的免疫治疗

免疫治疗是用生物制剂激活人体的免疫系统,提高自身的免疫力,从而杀灭肿瘤细胞的疗法。肾癌是一种能诱发宿主产生免疫功能的肿瘤,免疫治疗有效率较其他肿瘤高。

非特异性免疫治疗最常用的是卡介苗,可通过免疫活性细胞来扩大细胞和机体免疫反应的效应,从而增强宿主的抗肿瘤能力。

特异性免疫治疗适用于根治性肾切除术后的辅助治疗及晚期肾癌。目前使用的免疫制剂主要有干扰素(IFN)、白介素(IL)、淋巴细胞活化的肿瘤杀伤细胞(LAK 细胞)、肿瘤浸润性淋巴细胞(TIL)等。其中以干扰素的使用最多。

干扰素有细胞毒性和免疫调节双重效应。治疗总有效率为6%～27%,高于自然缓解率。目前临床上最常用的为 α-干扰素治疗方案为 300 万单位肌肉注射,隔日一次,10～20 次为一个疗程，间隔2个月再使用一个疗程。副作用有发热、肌肉疼痛、恶心、食欲低下等，类似于流感，加用消炎痛(吲哚美辛)或阿司匹林可减轻症状。

什么是肾癌的靶向治疗

肾癌是一种富血供肿瘤，肿瘤的发生发展都需要大量的血液供应，而血液供应则需要血管输送，故肾癌内的血管十分丰富。而肾癌内血管的生成有赖于癌细胞大量表达血管内皮生长因子受体。故对于肿瘤切缘阳性或有远处转移的患者，晚期无法切除的肾癌，都可以针对血管内皮生长因子进行靶向治疗，减少肿瘤的血供，达到减缓肿瘤发展的作用。

肾细胞癌的靶向治疗自2006年出现至今已获得了极大的进展，延长了许多患者的生存期，肾癌靶向治疗的机制有酪氨酸激酶抑制剂、血管内皮生长因子单克隆抗体、mTOR抑制剂等。

一线靶向药物有舒尼替尼、索拉非尼、贝伐珠单抗、卡博替尼等。二线靶向药物有阿昔替尼、依莫维司等。

什么是肾癌的介入治疗

介入治疗是指通过经皮穿刺进行选择性肾动脉插管，然后注入栓塞物质，使肾动脉闭塞，可达到以下作用：①肾动脉栓塞后，肿瘤组织缺少血液供应，发生广泛坏死，肿瘤缩小，肾周围水肿，为手术创造条件，使术中出血减少，容易分离，缩短手术时间。②术中便于结扎肾血管，减少肿瘤细胞扩散。③对于难以切除的巨大肿瘤，栓塞后可使之缩小，增加手术切除的机会。④对晚期肿瘤患者，可控制和减轻血尿、疼痛等症状。尤其当肿瘤破裂大出血时，介入治疗可用于止血。⑤将栓塞剂和抗癌药物结合注入，能更好地杀伤癌细胞，减轻毒副反应。

肾肿瘤的预防和日常保健

肾肿瘤的发生与哪些因素有关

肾肿瘤的病因至今还不清楚，经大量的研究表明，遗传、吸烟、饮食、肥胖、特殊药物的使用等均可能成为肾肿瘤病因或诱因。同时，一些特殊的化学药剂、辐射、血透也可能参与构成肾肿瘤的病因的重要方面。

1. 遗传因素

肾癌的家族聚集性已经有所报道，家族性肾癌可分为三种类型：①常染色体显性型第 3 染色体短臂易位的遗传性非乳头状肾细胞癌。②VHL(von Hippel-Lindau)综合征。③常染色体显性型乳头状肾癌。一些肾癌患者可能有一个或者更多的遗传基因使他们更容易患肾癌，这些遗传因素导致的肾肿瘤往往呈双侧,同时容易并发其他系统的一些肿瘤。这些基因怎么作用于肾癌,其机制仍没有被完全揭露。

2. 吸烟

有研究表明吸烟是肾癌的独立危险因素,随着吸烟量增大或吸烟时间延长,肾癌的发病率逐渐增高,随着戒烟时间的增加,风险也逐渐降低。人群归因危险估计表明,27%～37%男性肾肿瘤、10%～24%的女性肾肿瘤患者与吸烟有很大的关系。

3. 肥胖

几乎每个研究都认为体重和肾细胞癌正相关。这个结果在女性中体现得尤为明显,其中机制仍不明了。可能是肥胖者内源性雌激素诱发的肾癌。也可能是肥胖诱发动脉硬化性肾小球肾炎,从而使肾小管更易癌变。

4. 药物

有研究表明,镇痛药、利尿剂、雌激素等药物可能诱发肾癌,已在部分动物模型上建立并证实,但是在人体研究上还缺乏流行病学的证据。

5. 血液透析

有大量临床观察提示,血透的患者易发生肾癌。但致癌机理不明,可能与长期的肾功能衰竭所导致的尿毒症相关。也可能是在长期透析过程中,衰竭的肾脏可能产生肾囊肿,再由囊肿恶变为肾细胞癌。

6. 其他

包括一些疾病(如高血压)、特殊饮食(高蛋白饮食、咖啡、酒类、饮料等)、特殊化合物(多环芳烃、四氯乙烯)、电离辐射等,均可能是肾癌的病因或诱因。但需说明的是,以上这些因素并无明确的循证医学依据,实际生活中可适当避免,但不应过分担心影响正常生活。

肾肿瘤的预防措施有哪些

肾肿瘤早期多无症状,如有症状时部分已发展至中晚期,故应强调定期体检的重要性,特别是对于有家族聚集倾向的人群,以期能早发现、早治疗、早康复。

同时在预防方面,应养成良好的生活习惯,如戒除烟酒、控制体重、不可滥用药物、血透患者定期体检、控制血压、清淡饮食、特殊职业暴露的保护等,均能对肾肿瘤的预防起到积极的作用。

肾癌患者术后有哪些注意事项

肾癌患者术后 1～3 个月以轻体力活动为主,避免重体力活动,锻炼身体也应选择一些有氧运动,如散步、太极拳、有氧操等。术后 3 个月以上可以行重体力活动或较为剧烈的运动。术后宜养成良好的生活习惯,避免过度劳累,避免感冒,避免损伤肾脏的行为(如肾毒性药物),一旦发现高血压、糖尿病等可能影响肾功能的疾病,不应延误治疗。

肾癌术后并非万事大吉，应密切随访。术后 1 个月应行第一次复查，术后两年内每 3 个月复查 1 次，第三年开始每半年复查 1 次。复查内容包括血常规、肝肾功能、肺 CT、腹部 CT，但具体还应遵照医生医嘱。

肾盂肿瘤

肾盂肿瘤的基础知识

肾盂是一个什么器官

肾脏由肾皮质、肾髓质及肾盂组成，其中肾皮质及肾髓质合称肾实质，而肾盂又称为集合系统。其作用是收集肾盏内的尿液并暂时储存，再排入输尿管内，然后由输尿管把尿液输送到膀胱，最后排出体外。肾盂是由肾大盏合并成的漏斗状扁囊。位于肾窦内，出肾门后移行于输尿管。成人肾盂的容积为3～10 ml(平均7.5 ml)。尿道逆行感染易引起该部炎症、储脓乃至肾盂肾炎；肾结石多于该处集聚；肾盂肿瘤也发生于该部位。

什么是肾盂肿瘤

肾盂肿瘤是发生于肾脏集合系统、来源于黏膜上皮细胞的肿瘤。占肾脏肿瘤的5%～10%和尿路上皮性肿瘤的5%～6%。

因为肾盂、输尿管和膀胱有类似的胚胎起源,均属于移行上皮,所以肾盂肿瘤的特点与输尿管和膀胱的肿瘤相似,并经常会同时发生。肾盂肿瘤的组织类型主要有三种:移行细胞癌、鳞状细胞癌和腺癌。移行细胞癌最常见,约占 90%;其次是鳞状细胞癌,占 7%,常合并有慢性炎症或结石;腺癌不到 1%。

肾盂肿瘤有哪些病理类型

肾盂肿瘤的病理类型多数为移行细胞癌,占总数的 80%以上,少数为鳞癌和腺癌,后二者恶性程度较移行细胞癌为高。临床所见移行细胞癌可在任何被覆有移行上皮的尿路部位先后或同时出现,如肾盂、输尿管、膀胱等。因此,一旦发现肾盂癌,应警惕输尿管癌或膀胱癌的可能

移行细胞癌,可分为 4 级。

Ⅰ级:乳头状伴正常黏膜;

Ⅱ级:乳头状伴少量多形性变和核分裂;

Ⅲ级:扁平移行细胞伴显著多形性变和核分裂;

Ⅳ级:极度多形性变。因肾盂壁薄,易发生淋巴或血行转移,预后不良。

鳞状细胞癌及腺癌较为少见,恶性程度高,较早发生,可迅速侵犯肾脏周围、肾门及区域淋巴结,确诊时多已转移,预后差。

肾盂肿瘤的临床表现与诊断

肾盂肿瘤有哪些症状

肾盂肿瘤最常见的症状为血尿，发生率可达80%～90%，主要是间歇性无痛性全程肉眼血尿，有时还可出现条状血块，少数为镜下血尿。30%左右的患者有腰痛症状，主要呈钝痛，但当血块或肿瘤造成输尿管梗阻时，也可表现为绞痛。10%～25%的患者有排尿刺激症状。少数晚期患者可在腰腹部扪及肿块或出现远处转移的症状。

肾盂肿瘤如何诊断

1. 排泄性尿路造影

是诊断肾盂肿瘤的最重要检查。50%～75%的患者可发现肾盂内不规则形态的充盈缺损。有时可发现肾盂肾盏形态的破坏或缺失。如肿瘤造成梗阻，可出现肾积水及肾功能损害。应注意和肠道气体、血凝块、阴性结石以及外部压迫造成的充盈缺损相鉴别。

2. 逆行尿路造影

能比排泄性尿路造影更好地显示集合系统形态，尤其是在患者肾功能减退时有重要作用。在行逆行尿路造影前应仔细做膀胱镜检查，因为很多患者可同时发生膀胱肿瘤。

3. CT

CT 对于肾盂肿瘤的诊断和分期都非常重要。它对肾盂内的占位性病变敏感性更高，并可与其他疾病进行鉴别。

4. 尿脱落细胞检查

尿液标本中寻找肿瘤细胞是一种侵袭性最小、最经济却可决定疾病性质的重要检查。缺点是阳性率低，对于低级别肿瘤，假阴性率可达 80%。通过输尿管插管收集肾盂尿或盐水冲洗取样可提高准确率。

5. 输尿管镜和经皮肾镜检查

近年来，随着腔镜技术的发展，输尿管软镜和经皮肾镜被越来越多地应用于肾盂肿瘤的检查甚至治疗中。尤其是输尿管软镜可直观地了解肿瘤的部位、大小、形态，并可进行活组织病理检查，极大地提高了肾盂肿瘤的诊断率。

肾盂肿瘤如何分期

肾盂癌的分期临床上普遍采用国际抗癌联盟公布的 TNM 分期法(表 2)。

表2　肾盂癌 TNM 分期法

T	原发肿瘤
Tx	原发肿瘤无法评估
T0	无原发肿瘤证据
Ta	非浸润性乳头状尿路上皮癌
Tis	原位癌
T1	肿瘤侵犯上皮下层
T2	肿瘤侵犯肌层
T3	肿瘤侵犯肾实质或肿瘤穿透肌层侵犯肾周脂肪
T4	肿瘤侵犯邻近器官或肿瘤穿透肾实质侵犯肾周脂肪
N	区域淋巴结
Nx	区域淋巴结无法评估
N0	无区域淋巴结转移
N1	单个区域淋巴结转移，最大直径≤2 cm
N2	单个区域淋巴结转移，最大直径＞2 cm，或多个淋巴结转移
M	远处转移
M0	无远处转移
M1	有远处转移

怎样早期发现肾盂肿瘤

要想早期发现肾盂肿瘤，一是要定期进行体检，通过 B 超或 CT 检查发现还没有出现症状的肿瘤。二是一旦出现血尿、腰痛等不适症状，一定要引起重视，要立即到医院进行全面检查。即使一时没有发现肿瘤，也不要掉以轻心，如再出现血尿症状要重复检查。

肾盂肿瘤的治疗

肾盂肿瘤如何治疗

肾盂肿瘤主要采取手术治疗。常规手术方式是根治性肾输尿管全切术，也叫半尿路切除术，切除范围包括肾输尿管全切加输尿管开口处膀胱袖套状切除(图 7)。特别强调输尿管全切除，因为有研究证明采用保守性手术治疗的患者，输尿管残端或输尿管口周围术后肿瘤复发率高达 30%～75%。对于低分期低级别的肿瘤，也可采取只切除肾脏和上段输尿管的保守手术治疗，术后应加强随访。对于早期肾盂肿瘤、孤立肾盂癌或患者身体状况不能耐受手术者，可采用输尿管软镜下肿瘤电灼术或激光切除术。

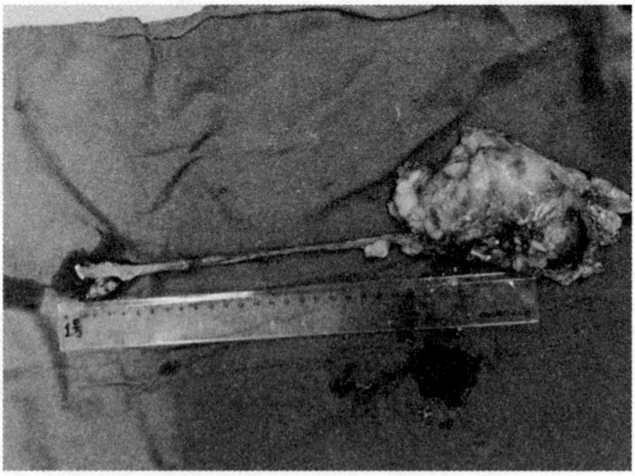

图 7　肾盂癌手术切除标本

肾盂肿瘤有哪些手术方式

肾盂癌的治疗以手术为主，原则上行根治性切除术，但对于单发的分期、分级较低的肿瘤也可采用保留器官的手术。

1. 根治性手术

无远处转移者，应常规行肾盂癌根治术，切除范围包括肾脏、肾脂肪囊、输尿管全段及膀胱袖套状切除。若采用微创手术或开放手术的方式，是否要做区域淋巴结清扫术，则结合病情。

2. 保留器官的手术

(1) 内镜下肾盂肿瘤电灼或切除术：对于一些分级较低、单发、表浅的肿瘤，可采用输尿管镜下或经皮肾镜的手段，行肾盂肿瘤电灼或切除术，有保留器官、创伤小、恢复快等优点，但肿瘤复发率较高，且经皮肾镜手术有出血、肿瘤外溢、种植的危险。

(2) 开放性肿瘤切除术：对于一些局限性、低级别、表浅生长的一侧肾盂肿瘤或双侧肾盂肿瘤，也可采用保留器官的开放性手术，如肾部分切除术、局部单纯肿瘤切除术等；如果肿瘤未累及肾实质时，可作部分肾切除术，但术后应密切随访，警惕肿瘤复发。

3. 姑息手术

如有肿瘤发展至末期，失去根治机会，但有梗阻、感染或严重血尿时需处理时，可考虑作单纯肾切除术或肾动脉栓塞术，以缓解症状。

肾盂肿瘤可否放疗和化疗

放射治疗主要用于怀疑术后有局部复发的肾盂肿瘤的辅助治疗，有一定效果。也可用于不能切除的肾盂肿瘤，可达到缓解症状的目的。

全身化疗对晚期肾盂肿瘤有一定的减轻症状、延长生存期的作用。目前常用化疗药物有吉西他滨、顺铂、氨甲蝶呤、长春碱、阿霉素等。

肾盂肿瘤手术后为何要行膀胱灌注化疗

有研究表明移行细胞癌是一种区域变化疾病，其肿瘤可在不同时间发生于尿路上皮的不同位置上。2%～4%的膀胱癌患者同时并发上尿路上皮肿瘤，而30%～75%的上尿路肿瘤患者在一定时间内将发生膀胱癌。因此，肾盂肿瘤手术后要进行膀胱灌注化疗，以减少肿瘤在膀胱内复发的概率。

肾盂肿瘤患者术后怎样进行膀胱灌注化疗

如无禁忌，推荐在肾盂癌根治术后行单次膀胱灌注化疗，灌注药物可优先选择吡柔比星或丝裂霉素 C 等,一般可在术后 1 周左右进行,如无盆腔渗漏风险,也可考虑早期进行。目前针对多次灌注的证据还不多,有研究发现 6～8 次预防性膀胱灌注,有可能可以进一步降低膀胱复发风险,但尚需高质量的循证医学证据支持。

肾盂肿瘤的预防

肾盂肿瘤的发生与哪些因素有关

肾盂肿瘤的发病机制尚不完全清楚,其可能的机制如下。

1. 吸烟

吸烟是影响肾盂癌发生发展的重要因素之一,其发生与吸烟时间、吸烟量等呈剂量反应正相关,而控制吸烟后,风险度可降低,但即使是已经戒烟的吸烟者,其发生肾盂癌的风险度也高于无吸烟史者。

2. 职业接触

长期暴露于致癌性芳香胺的人群其发病率也明显高于普通人群,如长期从事石油化工、塑料生产、焦油的人群,或理发师、油漆工人、染料工人等常常接触染料的人群。

3. 特殊药物

长期过量服用镇痛药的患者还可能出现镇痛药肾病,主要是由非甾体消炎药所引起的各类肾脏病变，包括非那西汀、咖啡因、可待因、对乙酰氨基酸、阿司匹林等。而一些化疗药物如环磷酰胺等也被认为可能增加肿瘤风险。

4. 慢性炎症

鳞状细胞癌的发生与尿路结石和梗阻相关的慢性细菌感染有关，反复发生上尿路结石的患者发生鳞状细胞癌的风险明显升高。

5. 遗传

Lynch 综合征是与肾盂肿瘤相关的最常见的家族性综合征，Lynch 综合征是常染色体显性遗传病，又称为遗传性非息肉病性结直肠癌，研究发现 Lynch 综合征患者发生肾盂肿瘤的可能性远高于普通人群。

6. 其他

如巴尔干肾病、接触马兜铃酸等均可能诱发肾盂肿瘤。

肾盂肿瘤有哪些预防措施

了解了肾盂肿瘤一些可能的病因诱因，就可以相应地做出预防措施，首先希望大家能够改掉生活中的一些不良习惯，比如在戒烟限酒，清淡饮食。其次如果应戒除长期滥用药物的习惯。再次应注意职业暴露的防护，一些长期从事特殊职业的人群应注意有毒物的防护。最后，对于肾盂内的结石或慢性炎症等，应及时治疗。

养成定期体检的习惯对于发现早期肾盂癌有极大的帮助，

如果大家已经发现自己出现间歇性无痛性肉眼血尿和腰部酸痛的症状,建议大家在第一时间去正规医院做检查。

肾盂肿瘤患者的日常保健

肾盂肿瘤患者术后应注意些什么

肾盂癌患者在做完根治性切除手术之后一定要注意日常饮食,一定不能吃一些辛辣刺激油腻容易上火的食物,否则会引起伤口出现炎症感染的现象;建议多吃一些新鲜的水果蔬菜以及维生素和蛋白质含量比较丰富的食物,能够有效地帮助伤口的愈合,建议饮食要以清淡为主。在做完手术之后,一定要养成良好的生活习惯,保证充足的睡眠,提高睡眠质量,并且一定要戒烟少酒。肾盂癌根治术后的患者只剩一个肾,应密切观察孤立肾能否维持患者正常肾功能,避免肾毒性的药物或增加肾脏负担的饮食。术后应密切随访复查,警惕肿瘤的复发和转移。

肾盂肿瘤患者术后应如何随访复查

肾盂癌手术治疗后需进行密切监测可能在不同时间发生的

膀胱肿瘤复发、局部复发和远处转移。推荐至少进行 5 年的随访,可采用膀胱镜检查来监测有无膀胱肿瘤的复发、采用超声、CT、MRI 来评估有无局部复发,采用肺 CT、骨扫描、PET-CT 等来评估远处转移。由于术后 2 年内为肿瘤复发高危时期,因此推荐在根治术后 2 年内密切随访。

输尿管肿瘤

输尿管肿瘤的基础知识

输尿管是一个什么器官

输尿管全程位于腹膜后间隙，左右各一，负责将肾脏产生的尿液输送到膀胱。上自肾脏，下至膀胱三角区，略成“S”形走行。成人输尿管的长度男性为 25～30 cm，平均约 28 cm；女性 25～28 cm，平均约 26 cm。右侧比左侧短 1 cm。

输尿管壁有三层结构，黏膜层、肌层及纤维层。

1. 黏膜层

输尿管黏膜光滑，约有 6 条纵行的皱襞，当有尿液充盈时皱襞消失，黏膜层向上延续于肾盂，向下与膀胱黏膜相连接。黏膜层表面为移行上皮，黏膜下层含有较多弹性纤维；移行上皮一般有 4～6 层细胞，而在肾盂及肾盏处则仅有 2～3 层细胞，且没有黏膜下层。

2. 肌层

从输尿管上 2/3 以上至肾盏，只有内纵外环二层平滑肌。纵形肌起始于肾乳头处的肾盏，环形肌围绕肾乳头基底部，具有排空尿液的作用。输尿管下 1/3 在环形肌外面增加了一层纵肌，而内层纵肌纤维变得难以辨认。正常情况下，输尿管膀胱壁内段长约 1.5 cm，黏膜下长度达 1 cm，位于膀胱黏膜与逼尿肌之间。输尿管纵向肌层进入膀胱后向膀胱出口方向延伸，并呈扇形展开构成三角区浅肌层。而膀胱逼尿肌在输尿管末端形成 Waldeyer 鞘，该鞘向下伸展则形成三角区深肌层。当膀胱充盈时，输尿管纵行肌及三角区肌肉收缩，使输尿管黏膜下隧道受压，被动地起到活瓣作用而关闭输尿管口。排尿时，膀胱内压增加，逼尿肌收缩时，Waldeyer 鞘将输尿管向上方牵拉，而三角区肌肉向下收缩以张开膀胱颈，使输尿管拉向下方，这样，输尿管膀胱壁内段被动延长，加上膀胱内压直接作用于黏膜下输尿管，关闭了输尿管末端，形成了抗反流机制。

3. 纤维层

输尿管最外层，上端于肾窦内与肾纤维囊相延续，末端与膀胱壁纤维层相连接。

输尿管在人体内的位置如何

临床上，我们习惯将输尿管分为上、中、下三段。上段是从肾盂输尿管连接部至与髂血管交界处。前面有腹壁及腹腔内脏器保护。中段自输尿管与髂血管交界处至膀胱壁。在女性，这段输尿管与子宫动脉、主韧带等结构有密切的关系，在手术时最易被损伤。下段即为膀胱壁间段，输尿管在此呈隧道形斜行插入膀胱。从放射学的角度出发，也可将输尿管分为上、中、下三段。上段从肾盂到骶髂关节上缘;中段则从骶髂关节上缘到骶髂关节下缘;下段从骶髂关节下缘到膀胱。

在腹膜后间隙,输尿管与腰大肌相邻。跨过髂血管后在髂内外动脉分叉处进入盆腔。个别情况下,右侧输尿管会从下腔静脉的后方绕出来,这时就会形成对输尿管的压迫和梗阻。腹膜后中线的病变(包括巨大的淋巴结病变和腹主动脉瘤)会将输尿管压向两侧移位。在右侧,输尿管与末段回肠、盲肠、阑尾、升结肠及它们的系膜相邻;在左侧,输尿管与降结肠、乙状结肠及其系膜相邻。在对这些脏器手术时都有可能损伤输尿管。

输尿管有哪些血液供应

输尿管的血供较丰富,上 1/3 段输尿管由肾动脉分支供应。中 1/3 段由腹主动脉、髂总动脉、精索内动脉或卵巢动脉、子宫动脉分支供应。下 1/3 段由膀胱下动脉分支供应。这些动脉分支在进入输尿管浆膜层下后有广泛的交通形成动脉网。但在输尿管损伤后或二次手术时,由于已发生严重粘连,剥离困难,勉强游离会造成浆肌层损伤,这样将严重影响局部血供。

输尿管有哪些淋巴与神经

输尿管的淋巴回流与动脉平行。在盆腔,淋巴回流至髂外、髂内及髂总淋巴结。在腹部,左侧输尿管引流至主动脉旁淋巴结;右侧则引流至腔静脉旁和主动脉与腔静脉之间的淋巴结。上段输尿管的淋巴回流肾淋巴管。输尿管的壁很薄,淋巴回流相当丰富,这也决定了输尿管肿瘤转移比较快的特点。

输尿管接受第 2 腰脊髓段从第 10 胸椎的交感神经节发出的冲动。副交感神经输入接受第 2 至第 4 骶脊髓段。但输尿管的自主输入的准确作用还不清楚。

输尿管肿瘤有哪些种类

输尿管肿瘤的病理类型与膀胱肿瘤的类型大致相同,可分为良性和恶性两大类,而且与膀胱肿瘤一样以移行细胞癌多见,并常呈乳头状,但其发生率比膀胱肿瘤低。从起源上又可分为原发性肿瘤和继发性肿瘤两大类。原发性肿瘤起源于输尿管,继发性肿瘤是其他部位的恶性肿瘤种植、浸润或血行淋巴转移至输尿管。

1. 良性肿瘤

输尿管良性肿瘤较少见,主要有息肉、纤维瘤、神经纤维瘤、黏液瘤、脂肪瘤、平滑肌瘤、血管瘤、肌瘤、腺瘤、胆脂瘤和囊性错构瘤等多种类型。其中比较常见的是息肉和纤维瘤。

2. 恶性肿瘤

主要有移行上皮癌、鳞状细胞癌、腺癌、平滑肌肉瘤、纤维肉瘤、癌肉瘤和继发性恶性肿瘤等类型。主要是移行上皮癌,约占

95%,其次为鳞状细胞癌,腺癌和各种肉瘤均较少见,腺癌占1%~3%。

输尿管肿瘤的临床表现

输尿管癌的发病情况如何

输尿管尿路上皮癌是临床上较少见的恶性肿瘤,约占全部尿路上皮肿瘤的5%。近年来,随着诊疗技术的提高和人均寿命的延长,输尿管尿路上皮癌的发生率明显升高。输尿管尿路上皮癌主要见于50~70岁人群,男性多于女性,男女患病比例约为3∶1,但是女性患者的死亡风险要明显高于男性。病变多为单侧,也可多源多发,输尿管下的肿瘤较上段更为常见。

输尿管癌是如何分期、分级的

输尿管被覆盖着与肾盂和膀胱一样的尿路移行上皮,其发生的良、恶性肿瘤的形态和性质与膀胱肿瘤相似,因此WHO建议膀胱肿瘤的组织学分类也适用于输尿管的肿瘤。

1. 分级

WHO的移行细胞癌分级被广泛采用,它将尿路移行细胞癌分为3级。Ⅰ级分化最好，Ⅲ级分化最差。Ⅰ级癌是分化好的乳头状肿物，上皮仅有轻度的异型性，不常见到核分裂。Ⅱ级癌的形态介于Ⅰ级与Ⅲ级之间，有类似Ⅰ级癌的浅表乳头，但更粗大。Ⅲ级癌有明显的细胞异型性，细胞明显增大，核多型性，明显的核仁，许多核分裂，细胞失极向，瘤细胞间凝聚力降低，容易脱落，这种肿瘤常呈浸润性生长，或有或无浅表的乳头状成分。病理组织学的分级在临床上有着重要意义，已经证明它与患者的生存率有关系，是影响预后的重要因素。

2. **分期** 用来判断肿瘤生物学行为的另一可靠的指标是肿瘤分期。分期主要是根据肿瘤浸润深度或邻近组织受侵的程度及其他器官是否有转移来确定的。这种分期可以是临床的，也可以是病理的。临床分期主要是临床医师根据各种临床资料来确定的，病理分期是根据手术切除标本的组织学检查来确定的。病理分期时应根据肿瘤浸润的最深处而定，表明肿瘤处于发展的不同阶段。0期:原位癌病变局限于黏膜;A期:肿瘤浸润黏膜下;B期;浸润肌层;C期:浸润到输尿管周围的脂肪组织;D期:浸润局部淋巴结或远处转移。

输尿管癌有哪些症状

输尿管移行细胞癌的主要临床表现为三大症状:血尿、腰痛、腹部肿块，其次有腹痛、脓尿、膀胱刺激症状、发热、贫血、体重减轻，转移至其他脏器后出现相应症状。

1. 血尿

最常见，其特点是间歇性、无痛性全程肉眼血尿，反复出现，有时可伴有条索状血块。少数仅有镜下血尿。活动或劳累可诱发出血。

2. 疼痛

疼痛的性质为绞痛、胀痛、钝痛、放射痛，疼痛的部位为腰部、腹部或沿输尿管走行区放射。疼痛的原因为肿瘤浸润神经组织、肿瘤引起输尿管梗阻造成病变段以上输尿管和肾积水。血凝块及并发结石的刺激引起的疼痛常为肾绞痛。

3. 腹部肿块

输尿管癌可触及腹部肿块者罕见，多数可触及的肿块为积水的肾脏。肿瘤位于靠近膀胱段输尿管或壁段时，可在直肠或阴道指诊时触及肿块。

晚期患者可出现消瘦、贫血、下肢浮肿，侵犯附近的神经组织或骨骼转移还会引起疼痛。

输尿管肿瘤的诊断与治疗

输尿管癌有哪些诊断方法

1. 尿液脱落法细胞学检查

尿液沉渣涂片染色镜检找肿瘤细胞对分化良好的低期肿瘤

有 80%的假阴性,而分化不良的肿瘤阳性率可达 60%左右。多次检查,特别是患者血尿后检查,可提高阳性率。荧光原位杂交技术(FISH)通过检测尿脱落细胞异常基因,发现肿瘤细胞,其敏感性和特异性都较高,有助于提高输尿管尿路上皮癌的检出率。

2. B 超

输尿管肿瘤的超声改变主要为患侧肾积水及输尿管扩张,而直接发现肿瘤者较少。

3. 排泄性尿路造影

原发性输尿管肿瘤在排泄性尿路造影时的常见表现是:①肾盂和输尿管不显影。②输尿管充盈缺损。当输尿管出现“倒杯口样”“鸟嘴样”充盈缺损时,应高度怀疑本病。

4. 逆行肾盂造影

原发性输尿管肿瘤在逆行肾盂造影检查时的主要表现是在输尿管梗阻部位插管受阻,影像表现为充盈缺损、肾积水、肿瘤以上输尿管扩张。若插管时输尿管导管出现卷曲、盘绕,以及局部扩张呈杯口样改变,其上段有充盈缺损的 Bergman 征(充盈缺损远端继发扩张),应高度提示输尿管肿瘤。

5. 肾穿刺造影

肾穿刺造影检查可发现输尿管肿瘤以上部位输尿管扩张和肾积水,还可见杯口向下的充盈缺损。

6. CT

对诊断输尿管肿瘤的准确性较低。因为输尿管全程较长,而扫描范围有限,早期肿瘤难以发现,晚期(C 期、D 期)患者可以了解浸润的范围。对 X 线造影显示负性阴影的可疑患者,CT 检查可与透X线结石鉴别，结石在CT上显示高密度影。

7. 磁共振尿路成像（MRU）

MRU对输尿管肿瘤所致梗阻部位、梗阻水平以上尿路积水均清晰显示。运用MRU图像三维旋转观察，梗阻表现为尿路突然截断，梗阻端毛糙欠光滑，呈鸟嘴或近似杯口状改变，在图像上梗阻端以下有肿瘤异常不均匀影。

8. 膀胱镜检查

膀胱镜检查对下段输尿管肿瘤有诊断价值。镜下可发现下段输尿管肿瘤随输尿管的蠕动自输尿管口突出。有时可看到患侧输尿管口喷血。

9. 输尿管镜

输尿管镜检查可以在直视下观察肿瘤位置、形态、大小、病变范围，同时可取活检，诊断率在90%以上。

输尿管癌如何治疗

原发性输尿管移行细胞癌的治疗，传统的手术方式为肾输尿管全段切除加膀胱袖状切除。近20年来，随着输尿管镜的广泛应用和对本病的认识加深，早期诊断的提高，开始倾向对低期和低级的移行细胞癌做保守性手术，即输尿管部分切除术、输尿管远端切除术。输尿管镜治疗包括电灼、电切和激光治疗。但有些学者仍持保守态度，主张做传统的根治性手术，只在独肾和对侧肾有疾病时才考虑行保守性手术，其理由是术前难以准确估计瘤期和瘤级，且输尿管壁薄，血运和淋巴丰富而易于转移。输尿管镜的治疗效果改变了人们以往的观点，因移行细胞癌多见于老年人，可能伴发多种疾病，难以保证对侧肾绝对正常，而且有3%～4%患者同时伴有对侧上尿路肿瘤。目前大多数人已经倾向于对低期和低级的输尿管移行细胞癌作保守性手术。关键在于术前正确地了解瘤期和瘤级结合患者的全身情况选择合适的手术方式。

输尿管癌手术为何要切除同侧肾脏和部分膀胱

肾输尿管全段切除加膀胱袖状切除是原发性输尿管移行细胞癌传统的和有效的治疗方法(图8)，理论根据是：①根据致癌原理，输尿管癌常是多中心、多发性、局部切除复发率高。②术前准确估计癌肿分期和分级困难，盲目行保守性治疗将影响预

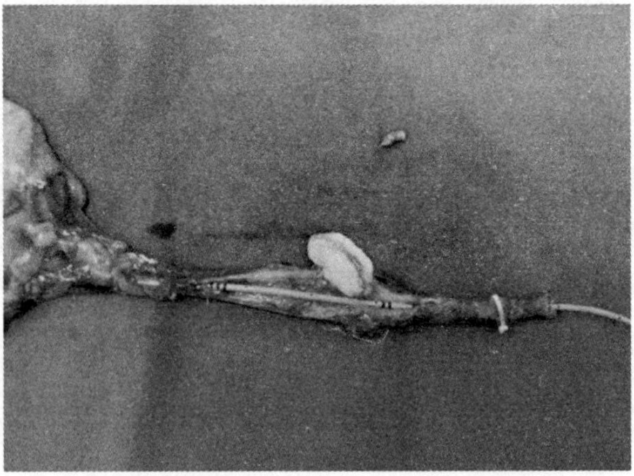

图8　输尿管癌手术切除标本

后。③局部切除有使癌细胞溢出的危险，影响癌肿整块切除的效果。④50%的输尿管癌有肌层浸润和淋巴结转移，根治性全切能充分切除肿瘤。⑤肾和部分输尿管切除后，输尿管残端的肿瘤复发率为30%～64%。因此残留任何部分的输尿管，都使复发的危险性增加。

根治性输尿管癌切除术大多数需要做两个切口，腰部切口和下腹部腹膜外切口，以整块切除肾和输尿管。为了保证切除膀胱壁段输尿管，可经膀胱切口手术操作，打开膀胱后，沿输尿管口周围作荷包缝合，为了防止肿瘤细胞对膀胱的污染，根治性手术时应包括局部淋巴结切除。也可选择腹直肌旁直切口，自肋缘下达耻骨联合外缘，游离至膀胱后，将输尿管向上牵引，牵出壁段使该处膀胱壁内翻呈喇叭状，连同膀胱壁一并切除。

输尿管癌可不可以保留同侧肾脏

近年来，许多学者主张对B期/Ⅱ～Ⅲ级肿瘤行保守性开放手术治疗，保留肾脏，仅行输尿管部分切除或输尿管远端切除。

1. 适应证

①肾功能不全，孤立肾或双侧输尿管肿瘤；②输尿管内有息肉样充盈缺损，肿瘤为局限性的，双侧肾功能良好，术中输尿管未见变硬，无转移证据；③B期/Ⅱ～Ⅲ级(早年主张A期/0级)无浸润，病变局限于下段输尿管。

2. 手术方法

①肿瘤段输尿管切除，端端吻合；②下段输尿管切除，输尿管膀胱再植术；③输尿管皮肤造口：④回肠代输尿管、阑尾代输尿管。也可用人造输尿管替代输尿管；⑤膀胱瓣输尿管成形术；⑥切除部分输尿管后作自体肾移植。

部分输尿管切除应注意病变两端至少各切除 1 cm，并切除输尿管周围的脂肪组织。术中冰冻切片证明切端阴性，保留的肾脏无肿瘤并有较好的功能。当输尿管必须大部分切除而用回肠替代时，要进行肾镜检查，排除肾盂肿瘤。

输尿管镜下可以治疗输尿管癌吗

腔内治疗输尿管癌是近年来输尿管癌治疗上的重大发展。术前要结合病史、体查、尿路造影、B 超、CT、尿细胞学等检查，了解肿瘤的分级和分期程度，决定治疗方案。适应证为：①0～A 期/Ⅰ～Ⅱ级局限于输尿管的肿瘤；②肿瘤观察清楚，易于触及，移动输尿管镜时不影响观察者；③肿瘤小于 1 cm，累及范围不超过输尿管周径的一半；④孤立肾或对侧肾功能严重受损，切除患肾后，对侧肾不能负担体内代谢产物排除者。术中可采用电灼、电切、激光，也可联合应用。较小的肿瘤可电灼，较大的采用电切。电切范围不可过深，否则导致穿孔及尿外渗，术后有引起输尿管狭窄的可能。术后长期随访中，有 15%局部复发，大多发生在 1 年内，根据情况可以再行输尿管镜治疗或改用其他手术方式。肿瘤位置较高靠近肾盂者，输尿管镜操作困难时可用经皮肾镜治疗。

输尿管癌可不可以进行腹腔镜手术

输尿管癌的手术方式可采用传统的开放手术或者腹腔镜手术(包括普通腹腔镜、3D腹腔镜、达·芬奇机器人辅助腹腔镜等)，两者治疗效果相当，但腹腔镜手术由于解剖层次清晰、操作更加精细、出血少、创伤小、术后恢复明显比传统开放手术快。因此，目前在绝大多数城市腹腔镜手术已经得到普遍开展，部分大城市或省会城市都已经开展了机器人辅助腹腔镜手术。

输尿管癌术后为何要进行膀胱灌注化疗

由于输尿管癌术后残端肿瘤复发率高达30%～64%，术后膀胱癌发生率为30%～75%，因此凡行非手术治疗者应给予灌注化疗，以预防复发。可利用复查时逆行造影或输尿管镜检查的机会，经输尿管导管注入化疗药或卡介苗灌注肾盂输尿管和膀胱。凡保留膀胱者均应按膀胱肿瘤治疗原则作预防性灌注治疗。膀胱灌注常用的药物有丝裂霉素、阿霉素、吡柔比星、米托蒽醌、羟喜树碱、卡介苗等。但也有学者不主张术后行常规的膀胱或肾盂灌入化疗，因为除增加患者的心理、身体及经济负担外，并无证据表明其能降低其余部位尿路上皮肿瘤的发生率。

输尿管癌的预防和日常保健

如何预防输尿管癌

输尿管尿路上皮癌的确切病因尚不清楚。然而吸烟是主要的致病因素，吸烟者患输尿管尿路上皮癌的危险性是不吸烟者的2.5～7倍，香烟中的芳香胺可能是直接的致癌因素。长期接触致癌物质如染料、纺织、皮革等职业的人员，发生输尿管尿路上皮癌的危险性增加。马兜铃铁线莲和广防已中的马兜铃酸有潜在导致输尿管癌的可能。长期大量服用镇痛药物以及慢性感染、结石等也可能是致癌危险因素。因此，我们应该尽量避免接触上述危险因素。

输尿管癌患者日常有哪些注意事项

输尿管尿路上皮癌有病理分期、分级差异大，以及肿瘤多中心和易复发的特点，预后差别也较大。即使接受了根治性手术治疗，术后仍有发生复发转移的风险，特别是有30%的可能发生膀胱癌，所以术后定期的随访和规律的膀胱灌注化疗是必不可少的，随访的内容包括尿脱落法细胞学检查、IVU、CTU以及膀胱镜检查。

对于行保守治疗的患者更要严格进行随访，根据患者采用的手术方式、肿瘤的分级分期进行相应的随访。低级别肿瘤术后定期行尿脱落细胞学和膀胱镜检查，术后第1年每3个月复查一次，第2年和第3年每6个月复查一次，以后每年复查一次，随访时间不能少于5年，行保肾手术患者还需要每年行输尿管镜检查一次。

膀胱肿瘤

膀胱肿瘤的基础知识

膀胱是一个什么器官

膀胱是贮存尿液的器官，其形态在空虚时呈四面锥体形。整个膀胱可分为膀胱底、膀胱尖、膀胱体和膀胱颈四个部分以及上面及下外侧面两个面。膀胱颈和膀胱三角区是膀胱最固定的部分，其余部分则会随着膀胱充盈的程度而变化。

膀胱是一个空腔器官。膀胱壁由外向内可分为四层，即浆膜层、肌肉层、黏膜下层和黏膜层。

浆膜层是膀胱的最外层，包围着膀胱后上两侧和顶部。

肌肉层是膀胱壁的中间层，逼尿肌是膀胱壁层肌肉的总称，共分为内、中、外三层。内、外层为纵行肌，中层为环状肌。环状肌最厚，坚强有力。膀胱三角区肌肉是膀胱壁以外组织，它起自输尿管纵形肌纤维，向内向下向前扇形分开，向内延伸部分和对侧输尿管延伸的肌纤维联合组成输尿管间嵴，向下向前延伸至尿道部分。另有一部分左右输尿管纤维在三角区交叉成为三角区底面的肌肉。

黏膜下层由大量的疏松结缔组织组成,除膀胱三角区外都有黏膜下层。它适应膀胱的收缩和扩张。

黏膜层为膀胱壁内层,是极薄的一层移行上皮组织,是和输尿管及尿道黏膜彼此连贯的。黏膜在三角区紧密地和下层肌肉联合,所以非常光滑。而在其他区域有显著皱襞形成。在膀胱充盈时皱襞消失。黏膜层在膀胱颈部及三角区有腺组织。

膀胱在人体内的位置如何

膀胱在盆腔内的位置在人的一生中变化很大。婴儿时膀胱的位置较高,位于下腹部,膀胱颈部接近骨盆耻骨联合上缘;到20岁以后,由于骨盆的扩张及倾斜,膀胱的位置逐渐降至盆腔内。成年人膀胱位于骨盆内。此外,膀胱的形态还因膀胱内尿液的多少及邻近脏器的状态不同而异。膀胱空虚时,整个膀胱均位于盆腔内,充盈时则可向前上膨胀至腹部(图9)。

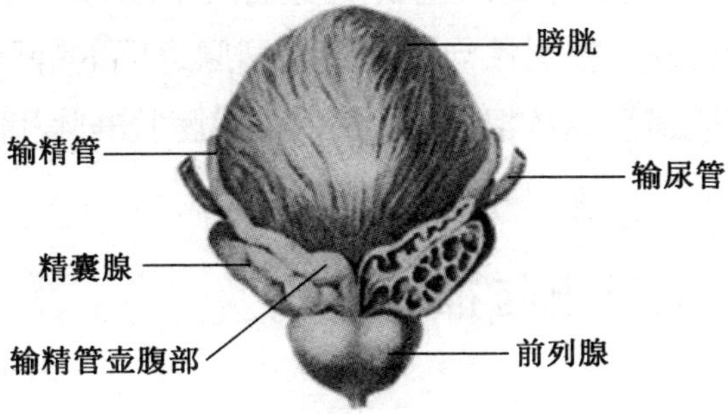

图9　膀胱的位置

与膀胱毗邻的器官,男性主要有直肠、乙状结肠、阑尾、前列腺、精囊、输精管等;女性则主要有直肠、乙状结肠、阑尾、子宫、卵巢、输卵管、阴道等。当这些器官有病变时,就会影响到膀胱,产生诸如血尿、膀胱刺激症状等。如这些器官有肿瘤时,亦可侵犯到膀胱,形成膀胱结肠瘘、膀胱阴道瘘,并产生粪尿、气尿等症状。盆腔的炎症、脓肿也可影响膀胱而产生脓尿。在因为这些器官病变而施行手术治疗时,如损伤了支配膀胱的神经,就可以造成术后排尿困难等症状。当然,膀胱的病变也会波及邻近的器官。

膀胱有哪些血液供应

膀胱的血液供应主要来自髂内动脉前支之膀胱上、下动脉。膀胱上动脉供应上侧壁,膀胱下动脉则供应膀胱底部和前列腺及上 1/3 的尿道。其余的动脉供应有:痔中动脉、闭孔动脉及阴部内动脉等。在女性除膀胱动脉外,尚有阴道及子宫动脉供应膀胱。膀胱静脉如网状分布于膀胱壁层,通过膀胱下部的网状静脉丛走向膀胱底部静脉丛。在男性与膀胱及前列腺之间的静脉丛相汇合。在女性则与阴道静脉丛相汇合。最后汇入膀胱静脉和髂内静脉。

膀胱有哪些淋巴与神经

膀胱的淋巴引流有三个丛:黏膜丛、肌内丛和肌外丛。三者有淋巴管相互连接。各丛共有三组输出管分别位于膀胱三角区、膀胱上面和膀胱下外侧面。这些淋巴管分别汇合至前膀胱淋巴结、外侧膀胱旁淋巴结。髂内淋巴结是膀胱肿瘤最常转移的部位。

膀胱神经支配有三种成分:即交感神经、副交感神经和内脏感觉神经。这些神经纤维皆参与膀胱和尿道的排尿功能。交感神经来源于脊髓第11胸节至第2腰节。交感神经支配膀胱三角肌和血管,而不支配逼尿肌。副交感神经来源于脊髓第2～4骶节,其运动纤维支配逼尿肌,而抑制纤维支配膀胱括约肌。内脏感觉神经则管理痛觉和膀胱膨胀的感觉。

膀胱肿瘤有哪几种类型

构成膀胱的任何组织均可发生肿瘤。从组织发生学来说,膀胱肿瘤分为两大类,即来源于上皮组织的肿瘤和来源于非上皮组织(即间叶组织)的肿瘤。据统计,97%的膀胱肿瘤来源于上皮组织。

所有来源于上皮组织的膀胱肿瘤又可分为良性和恶性两大类。良性肿瘤包括移行上皮增生和不典型增生、乳头状瘤、息肉和腺瘤等。恶性肿瘤包括移行细胞癌、鳞状细胞癌、腺癌、未分化癌及转移性癌等。其中90%为移行细胞癌,它又可分为乳头状、非乳头状移行细胞癌和原位癌。

膀胱非上皮性肿瘤主要来源于肌肉、血管、淋巴、神经等组织,仅占膀胱肿瘤的4%左右。也分为良性和恶性。良性肿瘤包括平滑肌瘤、横纹肌瘤、血管瘤、纤维瘤、嗜铬细胞瘤及脂肪瘤、黏液瘤、骨瘤等。恶性肿瘤包括平滑肌肉瘤、横纹肌肉瘤、癌肉瘤、恶性淋巴瘤、恶性黑色素瘤以及纤维肉瘤、骨及软骨肉瘤等。

什么是膀胱乳头状瘤

膀胱乳头状瘤主要发生在60～70岁的老年人,男性多于女性,比例为(2～5)∶1。可发生在膀胱任何部位,以侧壁最常见,其次为三角区和输尿管开口处。肿瘤可单发或多发,个别病例整个膀胱可被弥漫性乳头状瘤所覆盖。膀胱镜下所见肿瘤为红色隆起如海葵状,有柔软细长的蒂,像水草样突入膀胱腔。瘤体直径很少超过2 cm。

膀胱乳头状瘤虽属良性病变,但有复发的倾向。肿瘤多发者易复发,复发率可达60%,而单发乳头状瘤只有33%的患者复发。有些患者的肿瘤复发很快,且肿瘤恶性度及范围逐步增长,或发生肌层浸润,故有人认为膀胱乳头状瘤属交界性肿瘤。

什么是膀胱移行细胞癌

膀胱黏膜上皮为移行上皮,因此膀胱肿瘤中以移行细胞癌最多见,约占膀胱上皮性肿瘤的90%。移行细胞癌有两种类型:

乳头状移行细胞癌和非乳头状移行细胞癌。

移行细胞癌分化程度不同，包括从分化良好的乳头状非浸润性癌到高度未分化的浸润性癌。其中乳头状移行细胞癌约占膀胱肿瘤的70%左右，25%～30%为分化程度不同的浸润性癌。

肿瘤可为单发性或多发性，大小不等，从数毫米至数厘米。外观呈乳头状或扁平。乳头状癌在膀胱黏膜表面形成乳头状突起，有蒂与膀胱黏膜相连，有时呈息肉状或菜花状。分化不好，恶性程度较高的肿瘤多无蒂，基底宽，突出于黏膜表面，并向壁内作不同程度的浸润。有些肿瘤不形成突起，表现为膀胱黏膜局部增厚呈扁平斑块状。这种类型早期可局限于黏膜内，但多数浸润至黏膜下，其恶性程度往往比乳头状癌高，表现可有溃疡形成、出血和伴发感染。

非乳头状移行细胞癌又称浸润性尿路上皮癌。肿瘤恶性度高，常向肌层或膀胱周围浸润，80%～90%在确诊时已有肌层浸润。大体上肿瘤为瓷白色、扁平或呈结节性团块，常侵犯膀胱全层。显微镜下瘤细胞大小不等，形成索条状或巢状。细胞分化为Ⅱ级、Ⅲ级。细胞明显多形性，有大的异形细胞核，常见异常核分裂象，偶见高度恶性小细胞，类似肺雀麦细胞。肿瘤局部可有鳞状化生和假腺腔结构。在肿瘤周围和膀胱其他部位常见明显的上皮异常乃至原位癌。

膀胱镜检查时可见肿瘤大小不一，30%～40%的肿瘤直径在3 cm左右，小的乳头状癌膀胱镜检查时不易被发现，大的乳头状癌可表现为菜花样，甚至充满膀胱腔。肿瘤多软而易碎，呈乳白色、褐色、粉红色或红色。

各级膀胱移行细胞癌以及乳头状瘤都有复发倾向,并且复发的肿瘤分化往往更不成熟。有些分化不好的移行细胞癌部分可有鳞状化生,生长较快,预后较差。

什么是膀胱鳞状细胞癌

膀胱鳞状细胞癌又称表皮样癌、角化性癌、棘细胞癌等。比较少见,占膀胱肿瘤的5%。常在膀胱移行上皮鳞状化生的基础上发生。膀胱鳞状细胞癌多发生于男性,男女比为6∶1,发病年龄在50～70岁。常有尿路感染史,10%～20%患者伴有膀胱结石。

肿瘤常为扁平状或轻度隆起,肿瘤生长迅速,并广泛浸润膀胱壁。鳞状细胞癌的组织学特征为出现角化细胞,可以为单个或斑片状。大的鳞状细胞排列成片块状,不规则,含有同心性排列的角化细胞,即角化珠。根据细胞的分化程度可分为四级,Ⅰ级:有角化珠形成的肿瘤具有轻度胞核异常,细胞高分化,极类似正常或化生的鳞状上皮。Ⅱ级:实性生长癌具有广泛角化和角化株形成者。Ⅲ级:癌角化仅限于个别细胞且偶有角化珠。Ⅳ级:癌具有大的透明细胞,少见的低分化鳞状细胞。

鳞状细胞癌有时可形成肿块突出表面,多数为浸润性,表面常有坏死和溃疡形成。镜下结构与一般鳞状细胞癌相同。分化程度不一,有些分化好的,可见细胞间桥和角化,并可有多数癌株形成;有些分化差,表现为未分化癌。这种单纯的鳞状细胞癌应与上述移行细胞癌伴有灶性鳞状化生相区别,因为单纯的鳞状细胞癌预后较好。

膀胱鳞状细胞癌的主要临床表现为膀胱刺激征和血尿。这主要与感染和膀胱结石有关。由于鳞癌的浸润性强、淋巴转移早、病理发展快、预后差，所以对存留膀胱时间较长的较大结石且有反复感染者，必须及时进行膀胱镜检查、黏膜活检及造影检查，以期明确诊断并进行治疗。

膀胱鳞状细胞癌治疗以全膀胱切除术为主，并应同时切除尿道，一般不主张采用经尿道膀胱肿瘤切除术(transurethral resection of bladder tumor, TURBT)、膀胱部分切除或放射治疗。膀胱鳞状细胞癌对化疗也不敏感。

什么是膀胱腺癌

膀胱腺癌是指在整个肿瘤内有腺体样结构。膀胱腺癌又称胶样癌、黏液腺癌或印戒细胞癌。包括原发性膀胱腺癌、脐尿管腺癌和转移性腺癌，其中主要为原发性膀胱腺癌，占膀胱肿瘤的1%～2%。

膀胱腺癌组织来源有三种：①膀胱移行上皮化生。②胚胎腺残余。③脐尿管残余。有些腺癌可产生黏液。这种肿瘤可向黏膜表面突出，发生坏死和溃疡，并可向深部浸润膀胱壁，有些肿瘤表面可有大量黏液覆盖。

原发性腺癌多见于膀胱底部，包括膀胱三角区和相邻侧壁以及膀胱顶部，也可发生于膀胱的任何部位。原发性腺癌常起源于腺性或囊性膀胱炎。各种肠道腺癌的组织学类型包括印戒细胞癌或胶样癌均可发生于膀胱。绝大多数腺癌具有分泌黏液之功能。

膀胱腺癌可呈乳头样、息肉样或结节状，也可呈扁平、溃疡型。瘤组织常较软并有黏液。常见出血、坏死灶。部分病例可表现为弥漫性纤维化而致肌层肥厚，类似皮革样。显微镜下肿瘤由大小不等、形态各异的腺体构成，腺体被覆具分泌黏液特征的上皮细胞。分化差的腺癌则腺体结构不清。

脐尿管癌起源于膀胱外方之脐尿管残余，组织学类型包括腺癌、移行细胞癌、鳞癌或肉瘤，腺癌最为常见。脐尿管癌位置隐蔽，可侵犯膀胱周围或侵入膀胱壁，浸润深而广。临床表现为脐部血性或黏液性分泌物或黏液囊肿，肿瘤侵入膀胱后，尿中可见黏液。

转移性腺癌可来自直肠、胃、子宫、乳腺、前列腺或卵巢。凡诊断为膀胱腺癌者，均应注意检查其他部位有无原发性腺癌。

膀胱腺癌具有以下临床特点：①血尿伴膀胱刺激症状，尿混浊或排尿困难。②血尿伴下腹包块，特别与脐尿管有关系。③膀胱顶部和前壁的膀胱肿瘤应高度怀疑腺癌的可能。④长期膀胱结石和腺性膀胱炎、增生性膀胱炎有血尿出现者。⑤病史短，肿块体积大，膀胱镜检查和B超检查大小不符。⑥肿瘤表面有钙化。⑦膀胱镜检查具有典型广基而质地坚硬山丘状肿块，表面附有黏液或坏死物，有溃疡表现者。

下列检查有助于早期诊断：①尿中黏液样物、坏死脱落物查肿瘤细胞，阳性率高。②CT检查示肿瘤基底宽，向膀胱壁内外生长的实性肿块。③尿混浊，黏液量多。

膀胱腺癌治疗首选全膀胱切除术加盆腔淋巴结清扫，一般不行 TURBT。对局限于膀胱顶部、侧壁和前壁的小的肿瘤，可考虑行膀胱部分切除，切缘应距肿瘤 3 cm 以上。小的分化好的脐尿管癌也可选择膀胱部分切除术。膀胱腺癌对放疗和化疗都不敏感。

膀胱腺癌的预后较差，5 年生存率仅为 17%～22%。预后差的原因有：①诊断时，肿瘤多已为晚期。②肿瘤多深部浸润且转移较早。③诊断未能在术前确定。④肿瘤细胞侵犯能力强。

什么是膀胱肉瘤

膀胱肉瘤是一种起源于膀胱非上皮组织的恶性肿瘤，占膀胱恶性肿瘤的 0.2%～0.3%，包括纤维肉瘤、黏液肉瘤、平滑肌肉瘤、横纹肌肉瘤、淋巴肉瘤、神经源性肉瘤等，其中横纹肌肉瘤和平滑肌肉瘤较多见。

横纹肌肉瘤多见于儿童，70%发生在 5 岁以内。肿瘤多发生在膀胱底部，一方面向黏膜下层扩散，另一方面向膀胱腔内生长，形成息肉样，分叶状肿块，状如葡萄串，故又称葡萄状肉瘤。瘤体由原始肌细胞构成，包括横纹肌母细胞和胚胎间叶细胞。肌纤维含胞浆横纹是其特征。横纹肌肉瘤生长速度快，恶性程度高，20%～40%的肿瘤发生淋巴结转移，也可经血行转移到体内其他器官。治疗方法是尽可能先采取保留膀胱的手术，辅以化疗和放疗。如保守治疗无效，再采用根治性全膀胱切除术。

平滑肌肉瘤是成人最常见的膀胱恶性间叶肿瘤，男性多见。其来源可以是膀胱壁平滑肌组织或血管平滑肌组织。膀胱憩室内也可发生平滑肌肉瘤。肉眼所见肿瘤为黏膜下结节性或溃疡性肿块。显微镜下见瘤细胞呈长梭形,平行成束,有异形核或核分裂象。临床上仅依靠症状难以作出诊断,多数被镜检发现而确诊。对小的平滑肌肉瘤可考虑采用膀胱部分切除术,对大的广泛浸润的平滑肌肉瘤宜采用根治性全膀胱切除术。

其他组织类型的膀胱肉瘤均极为罕见。但因为恶性程度较高,治疗均以根治性全膀胱切除术为主。即便如此,膀胱肉瘤的预后也很差。

什么是膀胱平滑肌瘤

膀胱平滑肌瘤是膀胱非上皮性良性肿瘤中最常见的一种,占膀胱非上皮性肿瘤的 30%～50%。任何年龄均可发病,但多数患者年龄在 30～40 岁。女性发病较多。

膀胱平滑肌瘤在膀胱内各部位均可发生,但多发生于膀胱三角区和两侧壁。单发或多发,肿瘤大小不一,差别很大。肿块常向膀胱腔内突起,表面覆有完整的膀胱黏膜上皮。肿瘤由分化良好的平滑肌细胞组成,聚集成束,瘤细胞呈梭形,胞浆丰富,边界清楚,染色呈深粉红色。胞核棒状,两端钝,无间变,无核分裂。膀胱平滑肌瘤可分为黏膜下、壁间和浆膜下三种类型,其中黏膜下型最常见。

膀胱平滑肌瘤的临床表现与肿瘤类型和发生部位有关。黏膜下型肿瘤以血尿为主要表现,肿瘤较大或位于尿道内口附近时，可表现为尿频、排尿困难，甚至可因肿瘤阻塞尿道或从尿道脱出而发生急性尿潴留。壁间型肿瘤早期无症状，肿瘤较大时突入膀胱亦可致血尿、尿频或排尿困难。浆膜下肿瘤则以盆腔肿块为主要表现。

膀胱平滑肌瘤的诊断主要依靠膀胱镜和B超、CT等检查。典型的膀胱平滑肌瘤在膀胱镜下表现为膀胱内表面被覆正常黏膜、瘤基部宽的实性肿块。B超和CT显示肿瘤位于膀胱壁内。这些特点均有别于膀胱肿瘤。

膀胱平滑肌瘤属良性肿瘤，治疗应以保留膀胱为原则。小的肿瘤可经尿道切除，肿瘤较大或壁间型或浆膜下型者可行肿瘤切除或膀胱部分切除。

什么是膀胱横纹肌瘤

膀胱横纹肌瘤是起源于膀胱壁内的横纹肌的良性肿瘤。因为膀胱壁肌肉主要由平滑肌组成，因此膀胱良性非上皮性肿瘤中膀胱横纹肌瘤较少见，仅占8%左右。它的临床表现、诊断、治疗及预后均与膀胱平滑肌瘤相似。

什么是膀胱嗜铬细胞瘤

嗜铬细胞瘤是一种好发于肾上腺的良性肿瘤，它的肿瘤细胞与肾上腺髓质细胞相似,由于细胞可以被铬盐染色,因此称为嗜铬细胞瘤。嗜铬细胞瘤主要发生在肾上腺髓质,占 90%。其余 10%发生在身体的其他部位(如颈动脉体、主动脉旁交感神经节、胸腔、腹腔等)。发生在膀胱的嗜铬细胞瘤就称为膀胱嗜铬细胞瘤。

膀胱嗜铬细胞瘤占所有膀胱肿瘤的 0.06%～0.38%。肿瘤起源于膀胱壁的副交感神经节。本病可发生于任何年龄,但发病高峰在 30～40 岁,男女无明显差异。约 83%的膀胱嗜铬细胞瘤有激素活性,在膀胱逼尿肌收缩时因为肿瘤受到挤压而出现分泌作用。

由于嗜铬细胞瘤能分泌儿茶酚胺,尤其当肿瘤受到挤压时会大量分泌儿茶酚胺,所以膀胱嗜铬细胞瘤的典型临床表现为排尿过程中(尤其是在用力排尿时)出现头痛、头晕、血压升高和血尿。血尿多为间歇性、无痛性肉眼血尿。膀胱镜检查可见膀胱内局部黏膜下结节或向腔内生长的肿瘤病灶。可发生于膀胱壁的任何部位,以三角区和穹隆部多见。尿内儿茶酚胺(CA)及其代谢产物(香草扁桃酸,VMA)测定有助于定性诊断。

膀胱嗜铬细胞瘤的治疗以手术为主,多采用膀胱部分切除术。如肿瘤位于三角区或范围广泛及浸润邻近组织时可行全膀胱切除术。由于手术中可能会出现血压的剧烈波动,术前应有充分准备,应用肾上腺素能受体阻滞剂如苯苄胺(酚苄明)、扩充血容量、改善心功能以预防术后可能出现的低血压和低血糖。手术一般在全麻下进行,术后应注意长期随访,膀胱镜检查是观察肿瘤有无恶性表现的重要方法。

什么是膀胱血管瘤

膀胱血管瘤的发生率仅次于平滑肌瘤，占膀胱良性非上皮性肿瘤的26%～35%。多发生于青少年，约62%的病例发生于15岁以下，无性别差异。

膀胱血管瘤多发生于膀胱前壁和膀胱顶部，多为单发，生长缓慢。一般认为属先天性，可能发生于胚胎的血管母细胞。膀胱血管瘤多为海绵状血管瘤，毛细血管瘤少见。

膀胱血管瘤以反复发作的肉眼血尿为唯一症状，部分患者在血管瘤突然破裂时表现为突发性膀胱大出血，甚至休克。膀胱镜下可见肿瘤边界清楚、无蒂，呈青紫色，周围黏膜正常。肿瘤若向黏膜下潜行，则侵及膀胱壁全层，甚至达到膀胱外围组织。治疗可行膀胱部分切除术，较小的肿瘤亦可行 TURBT，但切除要彻底，以免术后出血。

什么是膀胱纤维瘤

膀胱纤维瘤是来源于膀胱壁肌间纤维组织的一种良性肿瘤。发病率很低。

膀胱纤维瘤可发生于膀胱任何部位，但多位于膀胱颈口及前壁，常有蒂可垂入膀胱腔内。膀胱纤维瘤质地较硬，呈结节状，表面光滑，包膜不甚完整。肿瘤切面界限分明，呈灰白色，可见纵横交错的纤维束。显微镜下分为硬性和软性瘤，前者以纤维组织为主，后者细胞较丰富，可发生黏液变性。肿瘤细胞呈梭形，类似正常成纤维细胞和纤维细胞，成束纵横排列，有不等量的胶原纤维形成。

膀胱纤维瘤较小者可无症状，逐渐增大则出现排尿困难。几乎所有患者都有尿频、尿急、尿痛，酷似良性前列腺增生症，可伴有血尿。肿瘤有蒂者可有下坠感和膀胱结石样症状。肿瘤发生在膀胱颈口部位的已婚女性，可因肿瘤凸向阴道而性交困难。膀胱镜检查可见界限清楚，突入膀胱的带蒂肿物，表面被覆光滑淡红的膀胱黏膜。治疗多采用 TURBT，非带蒂肿瘤可选择开放性手术切除肿瘤。膀胱纤维瘤绝大多数为良性病变，进展缓慢，预后良好。

什么是膀胱原位癌

膀胱原位癌是一种特殊的移行上皮性肿瘤。发病率约占膀胱肿瘤的 10%。膀胱原位癌局限于移行上皮内，形成稍突起于黏膜的绒毛状红色片块，而不形成乳头状肿块，也不侵犯基底膜，但细胞分化不良，癌细胞间的黏附性降低以致容易脱落，故尿细胞病理学检查阳性率可高达 80%～90%。

膀胱原位癌的病理学特征为：①不同厚度的尿路上皮(3～20 层或更多)伴有细胞异常，侵及整个黏膜层。②胞核增大、浓染，外形不规则，极向排列不同。③有明显核仁和粗大染色质。④偶见多核细胞。⑤不等量的胞浆。⑥偶见上皮乳头状隆起。⑦除向上皮表层侵犯外，也可侵及 Brunn 氏巢和囊性膀胱炎的细胞。

临床上膀胱原位癌可分为两种类型。一种为原发性原位癌或症状性原位癌。此型原位癌以中青年多见，主要表现为膀胱刺激症状如尿频、排尿困难，易被误诊为前列腺增生症、尿路感染或神经源性膀胱，往往因尿细胞病理检查发现瘤细胞或膀胱镜检查发现膀胱黏膜异常取活检而获确诊。此类原位癌有些病程长达 10 年以上也不出现浸润，而另一些则可能迅速发展成为浸润性膀胱肿瘤，预后不良。另一种被称为继发性原位癌或癌旁原位癌，即在膀胱肿瘤周围外观正常或异常黏膜处取活检证实存在原位癌。癌旁原位癌主要见于恶性程度高浸润深的膀胱肿瘤；而分化良好的非浸润性膀胱肿瘤则很少发生原位癌。并存癌旁原位癌的膀胱肿瘤患者预后往往不良，复发率高，40%～83%的病例发展成为浸润性癌。

膀胱肿瘤的临床表现

膀胱肿瘤有哪些症状

膀胱肿瘤的临床症状主要为血尿，准确地说是间歇性、无痛性、全程肉眼血尿。几乎所有患者均有血尿的症状。大部分患者(约 85%)是因为出现血尿而来就诊的。大多数为肉眼血尿，但也有一些患者是因偶然发现的镜下血尿而来就诊的。镜下血尿常出现于病变早期，肉眼血尿之前。肉眼血尿的特点为无痛性，常间歇性发生，也可持续存在。血尿发生的间歇时间可由数日至数月不等，一般早期间隔时间较长，随病情发展间隔期逐渐缩短。患者切不可因为血尿停止就放松对膀胱肿瘤的警惕性。血尿的程度依出血量多少，表现为洗肉水样、伴有不规则血块甚至大量血块充满膀胱。通常出血的程度与肿瘤的大小成正比，出血严重者可发生失血性贫血。也有肿瘤不大，反复出血而引起贫血者。

膀胱刺激症状(即尿频、尿急、尿痛)为膀胱肿瘤的另一主要症状，占膀胱肿瘤初始症状的 10%左右。肿瘤侵犯膀胱壁，刺激膀胱黏膜及并发感染时可引起刺激症状，尤其是肿瘤位于膀胱三角区时，刺激症状更明显。癌肿可损害膀胱抵御感染的机能，而且癌肿类似膀胱内异物，影响感染的治疗效果，故 40%的膀胱肿瘤伴有尿路感染。广泛原位癌或浸润癌可首先出现明显的膀胱刺激症状，甚至发生急迫性尿失禁。凡有膀胱刺激症状或排出过腐肉的膀胱肿瘤，多属晚期或浸润性，预后不良。

位于输尿管口附近的肿瘤可引起输尿管口的梗阻，出现患侧肾区胀痛、肾输尿管积水、感染、肾功能损害。多见于Ⅱ级和Ⅲ级膀胱肿瘤。肿瘤如阻塞输尿管开口，还可引起肾盂肾炎、肾积水甚至肾积脓。

膀胱颈部或累及颈部及前列腺的癌肿、颈部附近带蒂癌肿及大块坏死脱落的癌组织或癌肿大量出血形成血凝块，均可阻塞膀胱颈口而导致排尿困难。

晚期膀胱肿瘤可发生下肢水肿、盆腔肿块，咳嗽、胸痛等转移症状及消瘦、贫血等恶病质症。

膀胱肿瘤有哪些体征

膀胱双合诊对鉴别膀胱癌浸润深度具有一定辅助作用，如双合诊不能触及肿物，提示肿瘤为 Ta 或 T1 期；如在下腹部耻骨上区可触及坚硬固定肿块，且排尿后不消退，提示肿瘤为 T4 期。晚期膀胱肿瘤出现转移时，可触及腹股沟区有肿大的淋巴结以及双下肢水肿等。

怎样早期发现膀胱肿瘤

与任何肿瘤一样，膀胱肿瘤的早期发现具有十分重要的意义。如能做到早期发现、早期诊断，膀胱肿瘤的治疗效果是很好的。我们特别强调对 40 岁以上的无痛性肉眼血尿患者应想到膀胱肿瘤的可能，必须抓紧检查，以确定究竟有无肿瘤。应当定期进行一些必要的检查，包括，①血尿监测：几乎所有的膀胱肿瘤都可产生血尿，血尿常呈间歇性或仅有镜下血尿，应定期进行尿常规检查，以及时发现肉眼不易发觉的血尿。②B超检查：这是一项无损伤性的检查，可定期进行，有助于发现早期的膀胱肿瘤。为了及时发现小的肿瘤，检查时膀胱必须保持充盈状态。③尿细胞学检查、流式细胞术及图像分析：应用膀胱冲洗方法较正常排尿尿样能提供更多的上皮细胞，因此采集的标本能提高检出灵敏度。④膀胱镜检查：在上述检查不能明确诊断的情况下，可以进行膀胱镜检查。这是明确膀胱肿瘤诊断的最直接的方法。对可疑的病例，还可以进行活组织检查。

膀胱肿瘤的诊断

膀胱肿瘤如何分级

膀胱肿瘤的分级主要是依据肿瘤细胞的分化程度。以移行细胞癌为例，可分为三级。

(1) Ⅰ级：癌组织大都呈乳头状结构，但较乳头状瘤的乳头显然增粗，而且不规则，乳头常彼此粘连。细胞层数增多，常在5层以上。核排列紧密，大小不甚一致，核分裂象常见，且不限于基底层。有时可见癌细胞浸润间质，在乳头间质内形成癌巢，乳头间质结构与乳头状瘤的基本相同。分化成熟而呈实体癌巢结构的移行细胞癌较少。

(2) Ⅱ级:癌细胞除形成乳头状结构外,常出现或多或少的实体性癌巢,侵入邻接的固有膜和肌层。有时可以实体性癌结构为主。癌细胞大小不一,排列紊乱,极向消失。并常见瘤巨细胞,浓染,核分裂象常见。

(3) Ⅲ级:癌细胞高度未分化。移行上皮结构特征完全消失。癌细胞呈弥漫分布或排列成实体性癌巢。癌细胞的多型性特别明显,大小悬殊,核分裂象甚多。

膀胱肿瘤细胞分级对评价肿瘤的恶性程度有很重要的意义,肿瘤细胞分级越高,肿瘤的恶性程度越高,越容易复发和转移,患者的预后越差。

膀胱肿瘤如何分期

膀胱肿瘤的临床分期是指肿瘤的浸润深度及转移情况,是判断膀胱肿瘤预后的最有价值的参数。临床分期的主要依据是各种检查和治疗的结果,包括体格检查、影像学检查、膀胱镜检查及活检、TURBT 和手术探查。而病理的分期则依靠对原发肿瘤侵犯程度进行精确的病理检查,主要根据手术所获得标本,特别是对膀胱部分切除或膀胱全切除标本进行全面检查,从而最终确定肿瘤的生长方式、组织类型、数量、部位、浸润膀胱壁深度、周围器官如前列腺、尿道、膀胱周围组织、盆腔淋巴结浸润程度等,为进一步确定治疗方案、更加准确评价预后提供详细的依据。但是对手术未涉及的器官的转移,仍需依靠各种影像学检查进行判断。目前普遍采用的是国际抗癌联盟(UICC)于2009年公布的TNM分期法(T指原发肿瘤本身,N代表区域淋巴结,M代表远处转移)(图10,表3)。

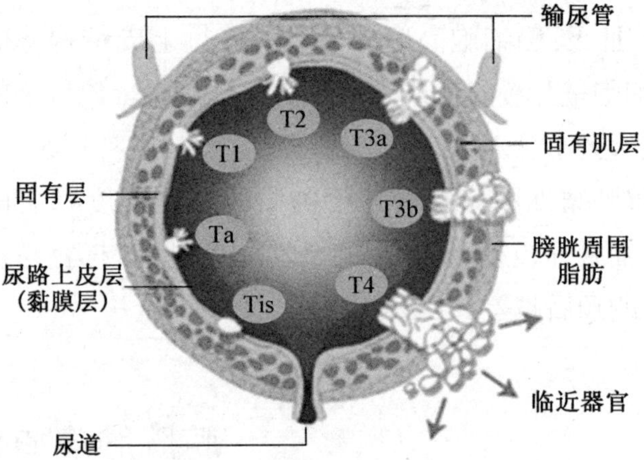

图10　膀胱癌TNM分期

表3　膀胱癌TNM分期

T	原发肿瘤
Tx	原发肿瘤无法评估
T0	无原发肿瘤证据
Ta	非浸润性乳头状尿路上皮癌
Tis	原位癌
T1	肿瘤侵犯黏膜下结缔组织
T2	肿瘤侵犯肌层
T2a	肿瘤侵犯浅肌层(内1/2)
T2b	肿瘤侵犯深肌层(外1/2)

(续表)

T3	肿瘤侵犯膀胱周围组织
T3a	显微镜下发现肿瘤侵犯膀胱周围组织
T3b	肉眼可见肿瘤侵犯膀胱周围组织(膀胱外肿块)
T4	肿瘤侵犯以下任一器官或组织:如前列腺、精囊、子宫、阴道、盆壁或腹壁
T4a	肿瘤侵犯前列腺、精囊、子宫或阴道
T4b	肿瘤侵犯盆壁或腹壁
N	区域淋巴结
Nx	区域淋巴结无法评估
N0	无区域淋巴结转移
N1	真骨盆区(髂内、闭孔、髂外、骶前)单个区域淋巴结转
N2	真骨盆区(髂内、闭孔、髂外、骶前)多个淋巴结转移
N3	髂总淋巴结转移
M	远处转移
Mx	远处转移无法评估
M0	无远处转移
M1	有远处转移

什么是尿脱落法细胞学检查

尿脱落法细胞学检查是根据尿液中恶性肿瘤细胞的形态特征来诊断膀胱癌。检查结果阳性意味着包括肾盏、肾盂、输尿管、膀胱和尿道在内的所有泌尿道均存在尿路上皮癌的可能。其检测膀胱癌的敏感性为 40%～62%,特异性为 94%～100%。尿标本的采集一般是通过自然排尿,也可以通过膀胱灌洗以获得更多肿瘤细胞,膀胱灌洗标本细胞系列检查的灵敏度为61%,要高于自然留尿的41%的灵敏度。尿液脱落法细胞学检查的主要缺陷是:依赖病理医师的主观判断,检测结果随受检尿液量改变而改变,对低级别尿路上皮癌诊断敏感性较低等。而流式细胞分析技术也可应用于尿细胞学检查,其原理是应用DNA特异性的荧光剂将尿液中脱落细胞的染色质染色,随后计算机自动检测染色体的数量。肿瘤细胞因增殖分裂旺盛而往往呈多倍体,一般来说二倍体代表低度恶性肿瘤,三到四倍体为高度恶性肿瘤,四倍体以上则提示恶性程度更高,预后更差。

尿液中膀胱肿瘤的标志物检测有哪些

膀胱癌尿液标志物检测的常用技术包括基于蛋白和细胞的检测手段、荧光原位杂交技术(FISH)、单核苷酸多态性检测、DNA甲基化检测、代谢产物检测、基因表达检测等。

荧光原位杂交技术是通过检测膀胱癌细胞内染色体数目或结构的异常,具有操作快速简便,结果准确直观、灵敏度及特异度较高的特点。

微卫星标记分析是指通过PCR扩增真核生物基因组中特定的串联重复序列来进行DNA检测。这些简单重复序列通常在个体间呈高度多态性分布,某些与肿瘤发生发展密切相关,可用于恶性肿瘤的早期诊断。微卫星标记分析诊断尿路上皮癌的敏感度为72%~97%,特异度为80%~100%。

膀胱肿瘤抗原检查(BTA)是测定尿液中补体因子H相关蛋白。补体因子H相关蛋白是一种血清蛋白,可能是由于膀胱肿瘤出血进入尿液。BTA检测膀胱癌复发的敏感度为56%,特异度为85.7%,相较于尿液脱落法细胞学检查具有巨大优势。

核基质蛋白(NMP-22)是参与维持细胞核有丝分裂的一种三维网状结构蛋白,广泛存在于包括正常尿路上皮在内的所有上皮细胞,因细胞损伤、凋亡或者坏死而释放入尿液。NMP-22与尿路上皮肿瘤密切相关,其在膀胱癌上皮细胞内的含量比正常尿路上皮高出20多倍,诊断膀胱癌的敏感度为47%～100%,特异度为60%～90%(表4)。

表4　尿液中膀胱癌诊断主要标志物

标志物		敏感度(%)	特异度(%)
BTA stat	膀胱肿瘤抗原	70(24～89)	75(52～93)
BTA TRAK	膀胱肿瘤抗原	69(57～79)	65(48～95)
NMP-22	核基质蛋白	73(47～100)	80(56～95)
FISH	荧光原位杂交	84(73～92)	95(92～100)
Microstatellite	微卫星标记	91(83～95)	94(89～100)
UBC	尿膀胱癌抗原	78(66～87)	91(80～97)

医生是怎样诊断膀胱肿瘤的

对出现间歇性、无痛性肉眼血尿的患者,医生会通过以下方法来明确是不是膀胱肿瘤。

1. 尿液的脱落法细胞学检查

做尿液或膀胱冲洗液的脱落法细胞学检查有其优越性。但尿液脱落法细胞学检查的敏感度和特异度都不高。但由于其无痛苦和无损伤,患者容易接受,可以作为首选的检查方法。若发现癌细胞或可疑细胞,即可进行膀胱镜等其他检查。细胞学阳性率与肿瘤细胞分级关系密切,乳头状Ⅰ级肿瘤阳性率3%左右,Ⅱ级阳性率大于50%,Ⅲ级则大多数为阳性。膀胱冲洗液的细胞学检查阳性率高于自然排尿。

2. 膀胱镜检查

膀胱镜检查在膀胱肿瘤诊断中占有极重要地位,可以直接看到肿瘤的形态是乳头状还是实性、团块状,有蒂还是广基,以及肿瘤所在部位、大小、数目等,并可取活体组织送病理检查以明确诊断(图11)。

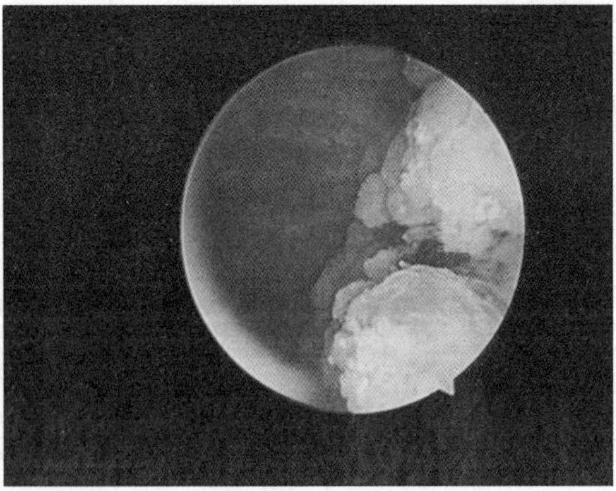

图11　膀胱肿瘤膀胱镜检查

3. B超检查

无论是经腹壁还是经尿道做B超检查，都可能发现直径超过1 cm（甚至0.5 cm）的膀胱肿瘤，经尿道超声还可检查肿瘤浸润的深度，对肿瘤的临床分期有帮助。

4. 排泄性尿路造影

由于膀胱肿瘤具有多发性和复发性，对任何膀胱肿瘤病例都应了解上尿路有无同时存在的病变。首先是因尿路上皮肿瘤容易多器官发病，另一方面在膀胱肿瘤有浸润影响输尿管口以及肿瘤位于膀胱颈、三角区影响排尿时，可出现一侧或双侧肾积水，甚至不显影。

5. CT检查

主要用于明确膀胱肿瘤的浸润程度，膀胱壁有无增厚变形，寻找可能的肿大的淋巴结等（图12）。另外，CT对憩室内膀胱肿瘤和膀胱壁内肿瘤的诊断有特殊意义。

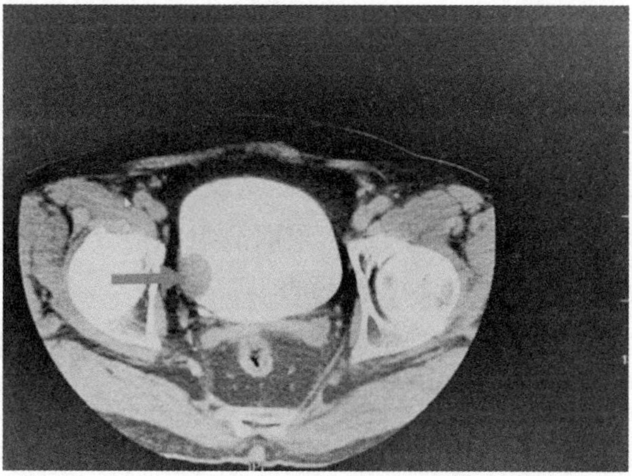

图12　膀胱肿瘤CT表现

6. 磁共振成像

虽然磁共振成像不能将侵及黏膜同累及浅肌层的肿瘤很好地区别开来，但能很好地显示深肌层浸润情况；对膀胱壁外癌肿浸润有高度敏感性及特异性，表现为膀胱周围高信号、脂肪中出现低信号区；邻近器官及盆腔淋巴结转移亦能较好地显示。对膀胱肿瘤的诊断准确率达 64%～95%，高于 CT 扫描，并能显示与前列腺、精囊及周围关系。

诊断膀胱肿瘤一定要做膀胱镜检查吗

膀胱镜是用来观察膀胱内部结构的一种重要的器械，也是临床上最早应用于观察体内器官的器械。膀胱镜检查是为了观察膀胱内的情况。被怀疑有膀胱肿瘤可能的患者，当通过其他无创的方法(如 B 超、CT 等)都不能明确诊断时，应该进行膀胱镜检查。

通过膀胱镜检查可以达到以下目的：①可以直观地看清楚膀胱内的情况，除了肿瘤以外还可以发现包括结石、憩室等病变；②可以对怀疑是肿瘤的组织采取活组织检查；③必要时可逆行插管做输尿管及肾盂的造影检查。

应当特别提出的是，膀胱镜检查可以发现早期的、B 超不能发现的、体积很小的的肿瘤。这不仅在首次诊断中有重要的意义，在膀胱肿瘤手术后的随访中也有重要的意义。所有需要进行膀胱镜检查的患者都应该了解膀胱镜检查在疾病诊断和随访方面的重要性,不能因为害怕疼痛、出血等问题而拒绝进行膀胱镜检查。

什么是荧光膀胱镜检查

荧光膀胱镜检查是通过向膀胱内关注 5-氨基酮戊酸(5-ALA)等光敏剂,产生荧光的物质能高选择性地在新生膀胱黏膜组织中积蓄,在激光下正常膀胱黏膜为蓝色荧光,病灶部位则显示出红色荧光,借此发现普通膀胱镜难以发现的微小病灶或原位癌,从而提高检出率,减少肿瘤的复发。研究表明荧光膀胱镜可以发现 58%的原位癌,远高于普通膀胱镜 15%的检出率。因此,在怀疑有膀胱原位癌或尿细胞学检查阳性而普通膀胱镜检查正常时,应考虑使用荧光膀胱镜做进一步检查。然而荧光膀胱镜也有缺点,对于炎症、近期膀胱肿瘤电切术后和膀胱灌注化疗后最初的 3 个月可出现假阳性结果。

什么是窄谱光成像膀胱镜检查

窄谱光成像即内镜窄带成像(narrow band imaging, NBI)作为新的光学影像加强技术,具有不需要外源性显色剂,操作简便、快速、无不良反应等特点。其原理是通过滤光器选择蓝光(415 nm)和绿光(540 nm)的窄带光,这两种特点带阈的光被血红蛋白强力吸收，使血管和组织的对比得到加强。较传统的白光模式内镜，能更为清楚显示黏膜表面微细结构和黏膜下血管，明确肿瘤边缘，有助于发现微小病灶，提高微小肿瘤和原位癌的诊断率。同时有助于将炎症改变与肿瘤区分开，具有较高的真阴性率，对排除诊断很有意义。研究表明白光和窄谱光成像膀胱镜对膀胱肿瘤诊断的敏感度、特异度和准确率分别为77.7%和92.9%，82.7%和73.5%，79.3%和86.7%，两者诊断膀胱原位癌的敏感度、特异度和准确率分别为68.3%和87.8%，82.9%和77.1%，75%和82.9%。

膀胱肿瘤的治疗

膀胱肿瘤的治疗原则是什么

膀胱肿瘤的治疗应根据细胞的分化、浸润程度及范围、全身情况等综合分析，选择恰当的治疗方法，制定合理的治疗方案。并且根据治疗反应、病情变化及时进行调整，以期获得最好的治疗效果，提高患者生活质量。

膀胱肿瘤的治疗方法很多，目前仍以手术治疗为主，辅以放射治疗、化学治疗、免疫治疗等综合治疗。治疗的基本原则为：浅表性膀胱肿瘤尽量保留膀胱，多发性及浸润性膀胱肿瘤宜施行全膀胱切除术。

膀胱肿瘤有哪些治疗方法

膀胱肿瘤的治疗方法,随着治疗技术的不断提高,过去一些手术方法逐渐被放弃了。现在临床上使用的方法主要有:膀胱部分切除术、经尿道膀胱肿瘤电切术、膀胱全切术、根治性膀胱全切术等。此外,还包括化疗、放疗、免疫治疗等方法。手术的方式有传统开放手术、腹腔镜手术、机器人手术。具体选用哪种方法,将由医生根据患者具体的病情综合考虑后来决定。

经尿道膀胱肿瘤电切术是怎么一回事

经尿道膀胱肿瘤电切术(TURBT)是经尿道将内窥镜器械置入膀胱,用电切襻将肿瘤切除的手术。它避免了传统的开放性手术,免去了不少开放手术的弊端和减轻患者的痛苦,提高了疗效,缩短了疗程,无论从经济和时间的角度都显示出巨大的优越性。

经尿道膀胱肿瘤切除术适用于浅表性非浸润性膀胱肿瘤;也可对全身情况不宜行开放手术的膀胱深部浸润性肿瘤,施行姑息性切除,以达到改善症状之目的。

TURBT 的主要并发症是膀胱内出血和膀胱壁穿孔,可根据并发症的不同程度,采取留置导尿、电凝止血或再次手术等方法处理(图 13)。

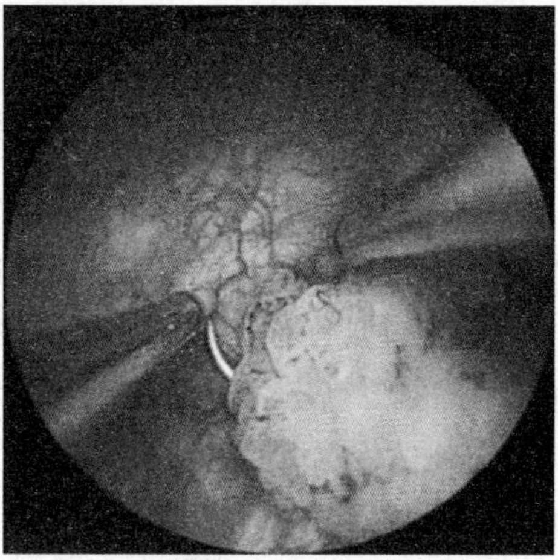

图 13　TURBT 示意图

随着器械的改进和技术的日臻完善，经尿道电切术在临床上的地位不断提高，已成为浅表性膀胱肿瘤首选和最常规的治疗方法。具有痛苦小，恢复快，住院时间短，不向膀胱外种植等优点。这一新技术的应用，使膀胱部分切除术的病例明显减少。随访结果显示，只要适应证选择得当，医生在手术前认真阅读患者的影像学资料，正确判断肿瘤的大小、浸润的深度及范围，手术时仔细辨别肿瘤组织的范围及切除的深度，治疗的效果与膀胱部分切除术相似并逐步替代以往的膀胱部分切除术。

激光可以用于治疗膀胱肿瘤吗

激光的能量可以凝固组织，也可以汽化组织，主要用于治疗大小为 2～2.5 cm 非肌层浸润性膀胱癌。目前应用于临床治疗表浅性膀胱癌常见的激光包括钬激光、铥激光和半导体激光等。由于激光设备汽化效果良好、凝固层薄、出血少、不易穿孔等特点，近年来，各种激光常被用于整块切除膀胱肿瘤，完整切除肿瘤瘤体、基底部以及深肌层。这种方式有效地避免了传统 TURBT 术对肿瘤的反复切割，并可以获取更完整的标本，便于术后对肿瘤进行更为精准地分级、分期。

什么是激光膀胱肿瘤剜除术

经尿道激光膀胱肿瘤剜除术是基于传统的经尿道电切技术的基础上，将能量平台由电能更换为激光能量。它可以克服传统电切的一些不足，比如肿瘤在膀胱侧壁靠近闭孔神经，术中会出现闭孔反射，容易造成膀胱损伤穿孔。其优点还包括可以完整地切除肿瘤体部及基底部，组织结构层次清楚，有利于准确的病理分期，有助于指导术后进一步治疗。

什么是膀胱肿瘤的介入治疗

肿瘤的介入治疗主要基于大多数恶性肿瘤的供养血管多为动脉，经动脉选择性插管灌注化疗药物及栓塞肿瘤的供养血管，可以大大提高肿瘤组织内药物的浓度，切断肿瘤的营养来源，促使肿瘤缺血性坏死。对于全身各器官的恶性肿瘤，超选择性插管至肿瘤供养动脉进行灌注化疗或栓塞，疗效较全身化疗明显提高，且不良反应少。介入治疗药物多为3种或4种化疗药物联合用药，以协同作战，增强疗效。同时，还可采用B超引导下直接穿刺肿瘤，注射无水酒精，直接杀死肿瘤。经髂内动脉插管或向髂内动脉的分支作超选择插管进行灌注化疗，可作为膀胱肿瘤手术前的辅助治疗以及肿瘤不能手术切除患者的姑息疗法。

什么情况下要进行根治性全膀胱切除术

根治性膀胱全切除术主要适用于肌层浸润性膀胱癌，很少用于治疗非肌层浸润性膀胱癌，但是对于症状严重、弥漫性、难以切除的乳头状肿瘤或原位癌。膀胱内化疗药物灌注或BCG灌注治疗无效时，推荐行根治性全膀胱切除术。欧洲泌尿外科学会指南(EAU)推荐，以下一些高危情况可考虑即刻行根治性全膀胱切除术：①多发、复发或体积较大的高级别非肌层浸润性膀胱癌；②高级别非肌层浸润性膀胱癌合并膀胱原位癌；③高级别非肌层浸润性膀胱癌合并前列腺尿道原位癌；④尿路上皮肿瘤变异组织学类型；⑤淋巴血管侵犯；⑥BCG灌注治疗失败。

随着手术技术的不断提高，目前国内各大医院以及普遍开展腹腔镜微创手术治疗，根治性膀胱全切除术的并发症已明显降低，手术死亡率也从20%降低至2%左右。国外许多医院对根治性膀胱全切除术的手术适应证已经放得很宽了。但由于根治性膀胱全切除术的手术创面大、难度大、需要同时进行尿路改道手术、手术后的并发症也多，有一定的危险性。所以，在临床上决定是否施行根治性全膀胱切除术时仍然应当十分谨慎。

根治性膀胱全切除术的疗效主要取决于肿瘤的分级与分期等因素，尤以分期的关系最大。对 Tis 期的 5 年和 10 年生存率分别为 100％和 92％；T1 期的 5 年和 10 年生存率则分别为 76％和 62％。T2、T3a 期的淋巴结转移率为 25％，如能在行根治性膀胱切除术时加盆腔淋巴结清扫术，则 5 年生存率可达 65％左右。T3b、T4 期患者的淋巴结转移率高达 45％，其 5 年生存率仅为 18％。前列腺受累后，根治性膀胱切除术的 5 年生存率明显降低。

膀胱部分切除术过时了吗

随着经尿道电切、经尿道激光等内镜技术的发展和广泛应用，早期局限性膀胱肿瘤的手术治疗越来越微创化，以至于膀胱部分切除的经典传统方法快要被遗忘了，或者说患者一听说要开刀就会产生抵触情绪，所谓千好万好不如微创好。其实膀胱部分切除术有其独特的优势，包括获得完整的肿瘤及盆腔淋巴结的病理分期，同时保留了膀胱和性功能。那么什么样的膀胱肿瘤适用膀胱部分切除呢?

膀胱功能正常且膀胱容量良好，首次肿瘤复发但为单发肿瘤，手术可切除肿瘤边缘 1～2 cm 膀胱壁，例如位于顶壁的肿瘤。

膀胱憩室内肿瘤也是膀胱部分切除术的适应证。由于肿瘤容易转移,预后常不理想。因为没有肌肉组织,肿瘤会从 T1(固有膜)直接进展至 T3(膀胱周围脂肪)。然而,在这些患者中,与根治性膀胱全切相比较,膀胱部分切除并没有降低他们的生存率。相反,如果是膀胱多发肿瘤、肿瘤旁有原位癌、位于膀胱三角区或膀胱颈的肿瘤等。

根治性全膀胱切除术后还能从尿道排尿吗

以往在施行膀胱全切术后,尿路的连续性就遭到破坏。为了恢复尿路的连续性,在施行尿流改道手术后,就需要在身体的其他部位建立新的排尿通道。就需要利用身体的其他器官(最常见的是利用肠道)来代替被切除的部分(这种手术即为尿流改道术),并将其通过腹壁引出体外,也就是说患者将永远不能再从尿道排尿了,这无疑是一件十分痛苦的事。由于改变了原来的排尿出口的位置,给患者造成一些生活上的不便,严重的还会干扰患者正常的生活习惯、影响患者身体的内环境(引起水电解质的平衡失调)。有些患者甚至因此而拒绝手术。为了解决这一难题,现在我们已经可以采取原位新膀胱手术,即将用肠道做成的新膀胱与尿道内口吻合,恢复尿路的连续性,这样就使患者仍然能够从尿道排尿,从而大大提高患者的接受程度。

为什么在保留膀胱的手术后还要进行灌注化疗

由于膀胱肿瘤很容易复发，所以如何预防肿瘤再发和复发，一直成为泌尿外科医生要努力解决的问题。有什么方法能控制膀胱肿瘤再发和复发呢？目前能够使用的最好方法就是膀胱灌注化疗。即将一定剂量的某一种或几种化疗药物注入膀胱内并保留一段时间以达到治疗或预防肿瘤复发的目的。

膀胱灌注化疗具有以下优点：①抗癌药物可以在膀胱内较长时间高浓度直接作用于肿瘤；②可以杀灭膀胱内术后残余的肿瘤细胞，防止肿瘤细胞种植，降低复发的可能；③可以减少全身用药的毒副作用；④可以保留膀胱，不仅生活方便，且可保留性功能。

膀胱灌注化疗都有哪些药物

可供灌注治疗的主要药物如下。

1. *丝裂霉素*

丝裂霉素属于抗生素类抗癌药，为烷基替代剂，非细胞时相作用药。一般用量为 40 mg，溶于 40 ml 生理盐水，经导尿管注入膀胱。完全有效率 40%～45%，部分有效率 33%～40%。对其他药物治疗失败的病例同样有效。还有人认为丝裂霉素对高分级和有肌层浸润的膀胱肿瘤效果较好。

膀胱肿瘤切除后行丝裂霉素膀胱内灌注可使肿瘤复发率降低10%～50%。但其导致的并发症发生率也有5%～50%。主要表现为化学性膀胱炎(发生率为5%～25%)、过敏反应(发生率为5%～15%)、骨髓抑制和尿道狭窄等。少见的有:膀胱壁钙化、膀胱容量减少等。丝裂霉素分子量为334,黏膜吸收率少于10%。与其他药物相比,丝裂霉素灌注引起的并发症相对较少且易控制。只要采取适当措施,就能减少并缓解并发症的发生。

2. 阿霉素

阿霉素属于蒽环类抗肿瘤药,对S期和M期细胞作用最强。人们用不同剂量(20～100 mg)的方案,每周或每月一次治疗浅表性膀胱肿瘤,有效率为31%～87%。低剂量组的疗效差,但剂量高到50 mg以上,疗效似乎也无明显增高,且副作用更大。一般认为40 mg的剂量比较合适。在有效的患者中,约2/3为完全有效。使用时将阿霉素40 mg溶于40 ml注射用水中,药液必须经导尿管注入膀胱。常见的不良反应为化学性膀胱炎。

3. 顺铂

顺铂是目前活性较强的广谱抗癌药物,对肿瘤的杀伤机理是直接破坏DNA复制的细胞毒作用。

灌注方法为顺铂40 mg,溶于40 ml生理盐水,置40～60 ℃的热水中约5 min,使之彻底溶解。经导尿管注入膀胱。

4. 吡柔比星

吡柔比星又名吡喃阿霉素,是在阿霉素的4′位上加上四氢吡喃的半合成抗癌药。吡柔比星抗癌谱较广,其强度及抗癌谱与阿霉素相仿或较优。临床上吡柔比星对膀胱肿瘤有较好的疗效，亦可代替阿霉素与其他药物组成联合方案。吡柔比星单用于膀胱肿瘤有效率为22.2%，与氨甲蝶呤、顺铂等合用治疗膀胱肿瘤，有效率为44.4%。其主要的毒性作用为骨髓抑制，对白细胞抑制较明显，但比阿霉素较轻，脱发明显比阿霉素为少。心脏毒性亦较阿霉素轻。

5. 米托蒽醌

盐酸米托蒽醌是一种新合成的由蒽环类类似物衍生的蒽二酮类抗癌新药。其作用机理是通过和癌细胞DNA分子结合，抑制核酸合成而导致细胞死亡。属于细胞周期非特异性药物。与其他蒽环类药物没有交叉耐药性。

米托蒽醌膀胱灌注常用剂量为12 mg，用生理盐水稀释至40 ml，经导尿管注入膀胱。米托蒽醌不良反应较轻，较少引起血细胞减少、肝肾功能损害等不良反应。

6. 羟喜树碱

羟喜树碱(HCPT)是一种从植物中提取而来的生物碱，是迄今所发现的唯一的TOPO-I抑制剂。其作用机理是抑制DNA复制，阻断DNA合成，干扰细胞分裂周期，延迟G_2期，使染色体DNA产生断裂及降解等。

羟喜树碱常用剂量为12 mg，用生理盐水稀释至20 ml或40 ml经导尿管注入膀胱，也可经尿道口直接注入膀胱。每周1次共10～12次。之后改为每月1次，连续1～2年。10-HCPT分子量为364 340，不易被膀胱黏膜吸收。因此，膀胱灌注10-HCPT治疗不良反应小，一般不会引起白细胞减少、贫血、肝及肾功能损伤等全身性化疗反应。也很少发生尿频、尿急、尿痛等膀胱刺激症状，另外，操作方便、价格适中也是其优点。

卡介苗膀胱灌注治疗膀胱肿瘤的方法及疗效如何

卡介苗的给药方法很多，有膀胱内灌注法、膀胱内灌注加皮内注射法、病灶注射法、皮肤划痕法、腹腔接种法及口服法。其中膀胱内灌注仍是治疗浅表性膀胱肿瘤最成功及最为常用的方法，当然与治疗有关的不良反应也引起人们的关注。国外最早介绍的是膀胱灌注加皮内注射法，后来发现取消皮内注射不影响疗效。

膀胱灌注法是将卡介苗 120 mg 溶于 60 ml 生理盐水后经导尿管注入膀胱，每周 1 次，连续 6 次。以后每月 1 次，连续两年。治疗和预防膀胱肿瘤效果优于其他药物。对其他药物治疗失败的病例应用卡介苗仍有效，对浸润性膀胱肿瘤亦有一定治疗效果。

膀胱灌注化疗需要多长时间

膀胱灌注治疗是膀胱肿瘤治疗的一种十分重要的方法。无论使用哪种药物，一般需要长达 2 年时间。在手术后的前 3 个月为每周一次；然后每月一次，直至满 2 年。在灌药期间，必须定期复查尿常规,看是否合并尿路感染等不宜灌药的情况。此外,每3个月得做一次膀胱镜,以明确是否有肿瘤的复发。一旦发现肿瘤复发,就要改换其他治疗方法,不能一味追求灌注治疗。可供灌注的药物很多,每个患者对药物的耐受程度也不一样,应该根据患者的个体反应及时调整药物的应用。

应该怎样进行膀胱灌注化疗

膀胱内灌注化疗方案多为每周1次,连续6～8次;以后每月1次,连续1～2年。每次治疗至少应使药物在膀胱停留1～2 h。如患者在治疗前10 h控制液体摄入量及灌注前排空尿液,可避免尿液稀释药物而影响疗效,对治疗会有帮助。鉴于灌注所带入膀胱的气泡使仰卧体位时的膀胱顶部不能与药物直接接触,所以治疗时患者应每间隔15 min,按照仰卧位、左侧卧位、右侧卧位、俯卧位的顺序变换体位。灌注期间应定期检查血尿常规、肝肾功能以了解化疗药物的不良反应并做相应的处理。如治疗过程中出现尿路感染,就要暂时停止治疗,先控制尿路感染,待感染控制后再恢复灌注。

膀胱肿瘤需要全身化疗吗

相当一部分肌层浸润性膀胱癌患者在单纯接受根治性膀胱

全切术后会发生远处转移。因此，对于这部分肌层浸润性膀胱癌患者来说，仅仅接受根治性膀胱切除手术是不够的，还需要进行全身化疗。肌层浸润性膀胱癌的全身化疗包括新辅助化疗和术后辅助化疗，前者是在根治性膀胱切除手术之前进行的全身化疗，研究表明新辅助化疗可以明显提高肿瘤完全反应率并延长患者的总体生存期。新辅助化疗有一定的优势：第一，根治性膀胱切除术前进行全身化疗，患者耐受性良好；而根治手术后，可能由于手术并发症或者患者体能较弱，需要延迟化疗。第二，对于术前有肿瘤微转移灶的患者，可能会通过新辅助化疗得到控制。第三，对于局部进展期的肿瘤，可以通过新辅助化疗缩小瘤体，降低手术切缘阳性率和术后肿瘤复发率。第四，膀胱癌化疗的敏感性个体差异较大，可以通过新辅助化疗判断该患者的肿瘤对化疗是否敏感，以便制定更加合理的后续治疗方案。新辅助化疗的疗程一般推荐 2～3 个疗程。而在术后常规进行的辅助化疗对有高危复发风险的患者可以降低肿瘤的复发率，一般在条件许可的情况下完成 4～6 个疗程。

晚期膀胱肿瘤该如何治疗

对于晚期转移性膀胱癌的患者，我们治疗的目的是最大程度延长患者的生存时间和尽量减轻患者由于肿瘤转移而出现的各种症状、尽可能改善患者的生活质量。目前化疗仍然是晚期转移性膀胱癌的首选治疗方案。对于一个晚期转移性膀胱癌的患者如果不经化疗，其总的生存期一般只有6个月。因此，国内外的权威诊疗指南均推荐基于顺铂的全身化疗方案作为晚期转移性膀胱癌的一线治疗方案。

放疗也是晚期转移性膀胱癌患者可选择的一种姑息性治疗方式。随着放疗技术的进步，放疗也逐渐走向精确化，能够精确定位肿瘤的靶区，提高治疗的精准性并降低不良事件的发生率。

另外，近年来随着对肿瘤发生发展机制研究的不断深入，包括靶向治疗、免疫治疗的新型疗法不断涌现，以小分子抑制剂和大分子单抗为代表的新一代治疗药物为晚期膀胱癌患者带来新的希望。

什么是膀胱肿瘤的精准治疗

精准医疗是通过基因组学、蛋白组学等新技术手段，实现对疾病的精准诊断和精准分型，并在此基础上实施对特定患者的个体化、精准化治疗，是一种医学理念和医疗模式。在膀胱癌的诊疗中，践行精准化的治疗理念是膀胱癌未来的诊疗方向。目前已知的膀胱癌精准治疗靶向药物包括：血管内皮生长因子抑制剂、酪氨酸激酶抑制剂、程序性死亡受体1及其配体抑制剂（PD1、PDL-1）、表皮生长因子受体靶向药物、mTOR抑制剂等。

膀胱肿瘤的预防

膀胱肿瘤的发生与哪些因素有关

与膀胱肿瘤发生的有关危险因素如下。

1. 基因与遗传因素

与多数肿瘤一样，膀胱癌的发生也是环境与遗传因素共同相互作用的结果。研究表明，部分基因与膀胱肿瘤的发生有着较为密切的关系，尤其是那些易受环境致癌因子影响的基因及其表达产物。N-乙酰基转移酶 2(NAT-2)可以调控乙酰化速度，携带慢速乙酰化基因型 NAT-2 人群的膀胱癌罹患风险是快速乙酰化型人群的 1.4 倍。此外，谷胱甘肽巯基转移酶(GSTM1)可以结合芳香胺类及亚硝胺类等膀胱肿瘤致癌物，因此人群中无 GSTM1 表型者膀胱癌罹患风险提高 1.5 倍。不同种族、不同人群之间上述基因的表型不同，或许可以部分解释不同种族和人群之间膀胱癌发病率的差异。

就遗传而言，一级亲属中有膀胱癌患者，其自己患者膀胱癌的风险上升两倍，且这种遗传风险在女性及非吸烟者中似乎更高。不同种族及人群间亦有不同的膀胱癌易感基因。如我国学者的一项研究发现 CWC27 内含子中的一个位点与中国人的膀胱癌风险有显著关联，但和欧洲人的膀胱癌风险并不相关，提示不同种族间具有差异性的膀胱癌易感基因及遗传。

2. 环境因素

与膀胱肿瘤发生有关的环境因素很多,主要有化学物质接触、吸烟、感染、慢性膀胱炎、膀胱结石或异物、盆腔放疗、细胞毒化疗药物、咖啡、止痛药物及合成香精等。盆腔大剂量放射治疗也会增加膀胱肿瘤的发病率。因子宫颈癌而接受大剂量放射治疗的患者,膀胱肿瘤发生的机会比对照组增加 4~8 倍,并随着放疗的剂量增加、放疗时间的延长而增高。

3. 饮食

饮食与膀胱肿瘤的关系主要包括长期饮用咖啡和饮酒。其他的饮食因素有高脂肪、高胆固醇摄入。而胡萝卜素和维生素 A 则可降低膀胱肿瘤的发病率,甚至可用于预防膀胱肿瘤的发生。在有喝咖啡习惯的人群中,发生膀胱癌的危险性相对增加。人工甜味剂的应用与膀胱癌的发生也有一定的关系。

4. 药物

与膀胱肿瘤的发生有关的药物如下。

(1) 非那西汀类止痛药:非那西汀与尿路上皮癌的发生呈剂量依赖性。当非那西汀应用的总量超过 1 kg 时,发生膀胱肿瘤的危险性会增加 2 倍;应用的总量达到 2 kg 时,发生膀胱肿瘤的危险性会增加 4 倍。因此,使用时要格外小心。

(2) 环磷酰胺:应用环磷酰胺的患者发生膀胱肿瘤的危险增加 9 倍,潜伏期达 8~12 年。2-巯基乙醇磺酸可降低环磷酰胺的这种副作用。

5. 疾病

感染、结石反复发作的膀胱感染及膀胱结石可以导致膀胱鳞癌的发生。血吸虫病导致膀胱黏膜的损伤也可导致膀胱鳞癌的发生。个别膀胱结核也会引起膀胱肿瘤的发生。

吸烟与膀胱肿瘤有关吗

吸烟与膀胱肿瘤的发生有密切的关系,其关系甚至比吸烟与肺癌的关系还要密切。近来,人们已经注意到,被动吸烟与膀胱肿瘤的关系比主动吸烟更密切。因此,我们建议膀胱肿瘤患者不仅需要戒烟、还需要避免被动吸烟。

据统计,吸烟者患膀胱肿瘤的机会比不吸烟者高 2～4 倍。30%～50%的膀胱肿瘤患者有吸烟史。吸烟者中,肿瘤的分级、分期及复发率也均比不吸烟者高;吸烟的量也与此关系密切。吸烟与膀胱肿瘤的关系主要与香烟中的有害物质(如芳香、芳胺类物质、不饱和醛等)对膀胱上皮的刺激有关。在一项涉及美国纽约、英国曼彻斯特和日本大阪的关于吸烟与膀胱肿瘤关系的调查中,发现吸烟的种类、吸烟量的多少、吸入的深度、吸烟时间的长短、戒烟时间的长短等都与膀胱肿瘤的发病有关。吸烟的种类和方法(如:吸烟斗、雪茄、嚼烟草、吸鼻烟等)对膀胱癌发病率的影响无明显差异。吸烟对膀胱肿瘤的影响可以持续若干年。戒烟 12～15 年后,膀胱肿瘤的发病率才能逐渐降低至不吸烟者的水平。

健康的饮食可以预防膀胱癌的发生吗

流行病学调查研究发现，地中海地区饮食带较标准西方饮食带人群表现出更低的膀胱癌患病风险。这或许是因为地中海地区饮食中有更多的蔬菜和水果的摄入。水果和蔬菜，特别是柑橘、苹果、西红柿、胡萝卜和十字花科蔬菜等，富含有解毒功能的活性物质，包括多酚类、抗氧化剂和各种酶类。这些物质能够解毒亚硝胺类物质并防止 DNA 加合物形成和氧化损伤。抗氧化剂类是主要的能够预防膀胱癌的微量营养素，包括维生素 A、C、E，硒元素和锌元素。

膀胱肿瘤患者的日常保健

如何早期发现和预防膀胱肿瘤的复发

膀胱肿瘤是泌尿生殖系统最常见的肿瘤，它的一个特点是容易复发和再发，其中 50%～70%的浅表性膀胱肿瘤在 1 年内复发，约 10%可发展为高期、高级膀胱肿瘤。因此，做好浅表性膀胱移行细胞癌的临床随访工作，及时发现膀胱肿瘤的复发病灶，在整个膀胱肿瘤治疗过程中具有重要意义。有多种因素与膀胱肿瘤的复发有关，如肿瘤的病理分级、大小、多发性；生长方式与复发具有密切的关系；手术切除不彻底、尿道受侵也是复发的重要原因；原位癌、T_1 期膀胱肿瘤本身具有较强的复发和浸润特性。因此，对任何保留膀胱的膀胱肿瘤患者，术后均应严格按照医嘱在1～2年内每3个月复查一次B超及膀胱镜检查。有些患者因为惧怕疼痛而逃避膀胱镜检查。这种心情虽然是可以理解的，但我们必须严肃地指出，这是非常错误的。千万不能因小失大，一旦肿瘤复发，那将会使自己蒙受更大的痛苦。

膀胱肿瘤的患者为什么不宜染发

有些膀胱肿瘤患者在经过正规的治疗后，本来已经恢复得不错了，但由于染发而导致膀胱肿瘤复发的情况也屡见不鲜。这主要是因为染发时使用的染料中有不少化学物质对膀胱肿瘤的发生有作用。

爱美之心人皆有之，特别是老年同志。但对于膀胱肿瘤患者来说，我们建议他们千万不要去染发，以免因小失大，造成不必要的麻烦。

膀胱肿瘤的患者为什么要戒烟

科研人员发现吸烟与膀胱癌的发生关系密切，研究证实吸烟是目前最为肯定的膀胱癌致病危险因素。男性和女性因吸烟罹患膀胱癌的相对危险度分别是不吸烟人群的2.8倍和2.73倍，男性膀胱癌患者中有30%的死亡病例与吸烟有关，而女性患者中这一比例为13%。另外，值得注意的是，戒烟行为确实可以降低罹患膀胱癌的风险。研究表明吸烟者戒烟1～3年后罹患膀胱癌的相对危险度降为2.6倍，而当戒烟超过15年，这一数字降至1.1倍。

膀胱全切尿流改道后的护理有哪些注意事项

我们知道膀胱的功能主要是两个，一个是储存尿液，另一个就是达到一定量(通常300～400 ml)后排出尿液。那么膀胱全切后这两个功能如何完成呢？目前常用的方法就是输尿管皮肤造口或者回肠"膀胱"术。这两种方法都是在患者的腹壁上开个"窗户"，用专门的装置收集尿液。尿液的"储存""排出"已经不是原来的路径和方式，完全属于一种"失控"状态，肾脏分泌是尿液经过输尿管的运输基本上是不间断地随时排出体外，所以医学上统称为尿流改道。由此可见术后的护理及尿液收集装置的管理显得格外重要。那么这样的尿流改道会有哪些问题呢？主要有引流管堵塞、皮肤受损、尿路感染、心理负担等。

由于尿液等因素的刺激，造口周围皮肤难免发生红肿、疼痛等不适反应，甚至可有流脓。引流管引流不通畅，极易引发尿路感染，甚至在引流管通畅的情况下，也可以发生尿路感染。

对于输尿管皮肤造口的患者来说，输尿管支架管管腔直径较细，易发生管腔堵塞，造成引流不畅而引起尿路感染、肾积水等情况，所以每日饮水应大于 1 500 ml，这样可以用足够的尿量来对支架管起冲洗作用，预防管腔堵塞。

支架管和尿液收集及引流装置均为消耗品，需要定期更换。通常支架管每两个月更换一次，尿液收集及引流装置视类型不同和使用是否恰当而更换频率不同。

保持引流畅通，避免引流管、引流袋打折、扭曲、受压。出现血尿、少尿、支架管脱出等状况，应及时就诊。

衣着上要以宽松、柔软、舒适为原则，不需做特别改变，但应避免穿紧身衣裤，以免压迫、摩擦皮肤造口处，影响血液循环。同时将引流袋固定于一边裤腿的内侧，隐藏得好一些，既方便引流，又防止陌生人知道。

尿流改道患者由于排尿改道，身体上拖着尿液收集装置，心理上往往一时无法接受，容易出现焦虑、恐惧、自卑等心理，严重影响患者自尊和生活质量。

前列腺肿瘤

前列腺肿瘤的基础知识

前列腺是一个什么器官

前列腺是男性泌尿生殖器附属腺体中最大的不成对的实质性器官,在男性的一生中,前列腺的大小变化很大。儿童时期的前列腺体积很小。到了青春期,前列腺开始增大,其外形似栗子,质地坚韧。上端宽大为前列腺底部,下端尖细为前列腺尖部,尖与底之间为前列腺体部,腺体前面隆凸,后面平坦。尿道的前列腺部贯穿于整个腺体实质内。前列腺前后径约为 2 cm,上下径约为 3 cm,左右径约为 4 cm,整个腺体的重量为 18～20 g。

前列腺在人体内的位置如何

前列腺位于盆腔内,在耻骨联合下缘耻骨弓之后、直肠之前,由狄氏筋膜将前列腺与直肠隔开。前列腺呈圆锥体状,上与膀胱颈相接,下至尿生殖膈。前列腺围绕前列腺部尿道,其 1/3 在尿道之前,2/3 在尿道之后,可分为前面、后面及下侧面。直肠指检时,可触及前列腺两侧叶,略微隆起,习惯上称为左叶和右叶。两侧叶之间有一凹陷,称为中间沟。

多年来,解剖学上把前列腺分为五个叶,即前、中、后及两个侧叶。但肉眼所见各叶之间并无明显界限。近年来研究发现,前列腺组织由两部分组成,即腺体和纤维肌肉基质。前部的纤维肌肉基质是一个相当大的区域,约占全部体积的 1/3,完全不是腺体,主要由平滑肌纤维组成(图 14)。腺体部分分为中央带及周边带两个区。在射精管与尿道内口至精阜之间的组织呈圆锥状,称为中央带;在中央带的周围为周边带。许多学者认为,中央带好发前列腺增生,周边带则好发前列腺癌。

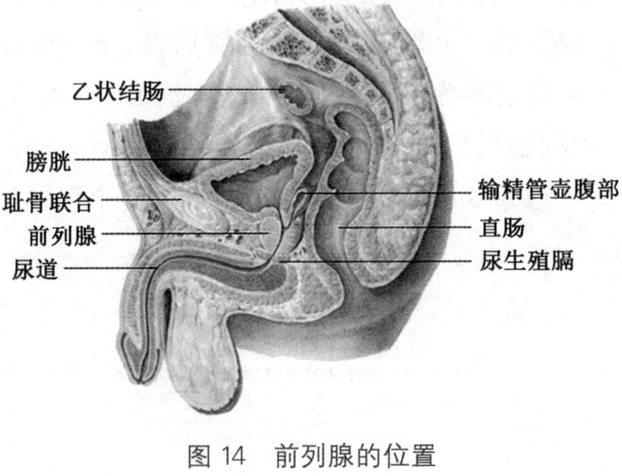

图 14　前列腺的位置

前列腺有哪些血液供应

前列腺的动脉来自膀胱下动脉、直肠下动脉和阴部内动脉等。膀胱下动脉是髂内动脉的分支，行走在膀胱的外侧面，经膀胱和前列腺交界处，分为前列腺包膜动脉和尿道前列腺动脉。前列腺包膜动脉经前列腺静脉丛，沿腺体后外侧下行，发出分支供应前列腺包膜和腺体外侧部大部分；尿道前列腺动脉于膀胱前列腺结合部后外侧 5 点和 7 点处分别进入前列腺腺体，进入腺体后在靠近尿道的前列腺组织中向下走行，供应深部前列腺和尿道周围的腺组织，另外还发出分支供应膀胱颈部。

前列腺的静脉很丰富，起自阴茎背深静脉，位于前列腺的前面和两侧的真被膜与假被膜之间，形成前列腺静脉丛，接受前列腺腺组织的静脉回流。前列腺静脉丛与会阴、下肢和脊椎的静脉回流有广泛的交通，与椎内静脉及髂骨的静脉亦有交通支，这是前列腺癌在骨转移时首先表现为骶骨、腰椎和髂骨转移的原因。

前列腺有哪些淋巴与神经

前列腺被膜和实质内均存在有毛细淋巴管，毛细淋巴管互相汇合形成毛细淋巴管网，由毛细淋巴管网发出的淋巴管伴随血管在腺体小叶间的结缔组织内，呈放射状走向前列腺包膜，在包膜内汇合成淋巴管丛，并发出集合淋巴管从前列腺前部、后部和外侧部走向周围的淋巴结。

前列腺的淋巴流向有四个途径：前列腺后部上方发出的集合淋巴管沿精囊的边缘上行，注入髂外淋巴结；前列腺前部发出的集合淋巴管上行到前列腺上方的后面，沿前列腺动脉走行，注入髂内淋巴结；前列腺后部发出的集合淋巴管沿直肠膀胱筋膜走行至骶骨，注入骶前淋巴结；前列腺前侧部发出的淋巴管下行至会阴，沿阴部内动脉走行，注入髂内动脉根部的髂内淋巴结。髂外淋巴结组和髂内淋巴结组是前列腺的两个主要淋巴流向。前列腺的淋巴管与膀胱、精囊和直肠的淋巴管有直接交通。

前列腺的神经来自直肠周围的盆腔神经丛，由来自胸 11 至腰 2 节段的交感神经纤维和骶 2 至骶 4 节段的副交感神经节纤维组成。支配前列腺的神经位于真假被膜之间，与血管组成神经血管束，走行于前列腺的后外侧，在膜部尿道 3 点、9 点位置穿过尿生殖膈。沿途神经发出分支在前列腺的腺体和基质内呈网状分布。

前列腺肿瘤有哪几种类型

前列腺肿瘤根据其性质可以分为良性肿瘤和恶性肿瘤两大类。前列腺的良性肿瘤比较少见，仅占前列腺肿瘤的 0.5%。主要包括前列腺平滑肌瘤、纤维肌瘤、软骨瘤等，绝大多数前列腺的肿瘤是恶性肿瘤。前列腺恶性肿瘤根据其组成成分可分为上皮性和非上皮性两大类。上皮性恶性肿瘤主要有前列腺腺癌、移行细胞癌、鳞状细胞癌和未分化癌。非上皮性恶性肿瘤主要有前列腺肉瘤，其中又分为横纹肌肉瘤、平滑肌肉瘤、纤维肉瘤、癌肉瘤、脂肪肉瘤、叶状囊肉瘤等。此外，还有恶性纤维细胞瘤、恶性淋巴瘤、恶性黑色素瘤、神经内分泌肿瘤等。

什么是前列腺上皮内瘤

前列腺上皮内瘤(prostatic intraepithelial neoplasia, PIN)是前列腺组织的一种病理改变，是一种腺泡内层分泌上皮的病变，表现为原先存在的一群导管—腺泡的细胞成分比其邻近腺泡更紧密，细胞常增大。1965 年麦克尼尔(McNeal)提出将导管和腺泡上皮的间变作为癌前期病变，此后许多作者用不同的名称表示癌前期改变，如不典型增生等。但这些名称的概念模糊，分不清是良性病变还是恶性病变，是可逆性病变还是不可逆性病变。1973 年理查特(Richart)提出上皮内瘤的名称，并得到多数学者的赞同。1992 年莫斯托菲(Mostofi)把前列腺上皮内肿瘤作为前列腺的癌前期病变，提出将形态学上具有一定异型性，尚保留原有腺体结构或基底细胞层，且无间质浸润的病变统称为 PIN，明确其肿瘤性生长特性及具有逐渐发展成浸润性癌的潜能。

前列腺上皮内瘤与前列腺癌有何关系

从生物学行为来看,上皮内瘤的增生细胞具有肿瘤细胞特征,意味着此病变有进展为浸润癌的可能,属于癌前病变。它具有肿瘤性生长特性及逐渐发展成浸润性癌的潜能。

PIN 为癌前病变,在前列腺癌的动物模型中可观察到前列腺上皮内肿瘤向腺癌进展的形态学改变,其他很多学者也观察到从 PIN 发展为癌的演变过程。生化分析发现前列腺上皮内肿瘤的 PSA 水平明显高于其他良性组织和正常组织,但低于前列腺癌组织。因为在正常时由分泌细胞产生的 PSA 必须穿过 5 层结构才能进入血液,而在 PIN 时其基底细胞层或基底膜存在局限性缺失,使 PSA 更易进入血循环所致。因此,PSA 对预测前列腺上皮内肿瘤癌变具有重要意义。前列腺上皮内肿瘤常与前列腺癌伴发,发生率为 87%,其平均发生年龄比前列腺癌早 5 年。对穿刺活检发现有 PIN 的病例,应提高警惕,定期复查。

前列腺增生与前列腺癌有何关系

随着人们对前列腺疾病了解的增多,愈来愈多的人担心前列腺增生会演变为前列腺癌。那前列腺增生与前列腺癌之间究竟有什么关系呢?从发病的部位来看,尽管两者都发生在前列腺，但前列腺增生常发生于邻近尿道周围的腺体，前列腺癌则发生于包膜下的腺体。从病理学来看，前列腺增生其上皮主要由高圆柱形的以及扁平立方形的细胞组成，它与正常的上皮之间细胞结构无明显的差别。前列腺癌的病理特征是正常腺体形式的改变，在正常或前列腺增生中可见的有规律的腺体结构消失，细胞外部基层失去了基膜，或基膜破裂并可能出现新增细胞的侵入。从超微结构看，前列腺增生的细胞改变是有定量特征的，不是腺体形态的基本改变。而前列腺癌则显示出超微结构转变至恶性的改变，这一发现有力地支持了前列腺增生和前列腺癌是无关疾病的论点。

尽管如此，目前有些学者认为仍不能完全排除前列腺增生细胞恶变的可能性。已有报道在多代的细胞培养中，正常前列腺和前列腺增生细胞均可自发或由病毒引导转变成癌。当然，这些发现在临床中的重要性尚有待进一步明确。总之，尽管前列腺增生和前列腺癌发生在前列腺的不同部位；它们在相似的内分泌、发生学或环境影响下发展；两者常同时发生，但对两者之间有无因果关系尚不能下定论。

什么是前列腺平滑肌瘤？如何治疗

前列腺平滑肌瘤是由增生的平滑肌包绕形成的孤立肿瘤，直径最小 1 cm。它和发生在其他部位的平滑肌瘤的组织学相同，其中有数量不等的被胶原分割的梭形细胞。因为有关前列腺平滑肌瘤的报道不多，在病理学上缺少与平滑肌肉瘤相鉴别的特异性组织学标准。然而有证据表明，若肿瘤浸润周围组织，肿瘤细胞坏死，有丝分裂活跃，则对两者鉴别有重要意义。

前列腺平滑肌瘤的发病年龄多在 49～69 岁之间。临床症状主要有两个：一是前列腺增大引发的尿路梗阻症状，几乎所有的病例均有前列腺增大引起的梗阻症状；二是前列腺增大导致的顽固性便秘，严重时可出现肠道梗阻和呕吐等症状。

前列腺平滑肌瘤可采用 TURP 或耻骨上经膀胱前列腺摘除术治疗。虽然它的临床生物学行为表现为良性，但由于报道的病例数量太少，对预后尚难得出明确的结论。

什么是前列腺肉瘤？如何治疗

前列腺肉瘤较少见。任何年龄都可发病，但好发于青年人。根据细胞形态还可进一步分为肌肉瘤包括横纹肌肉瘤和平滑肌肉瘤；梭形细胞肉瘤包括纤维肉瘤和梭形细胞肉瘤；其他肉瘤包括黏液肉瘤、脂肪肉瘤、骨肉瘤、神经源性肉瘤等。

前列腺肉瘤体积大，可填满整个盆腔，肿瘤常常环绕膀胱颈部，易发生尿潴留。如果压迫直肠也可引起排便障碍。肿瘤巨大者可压迫下段输尿管并引起肾、输尿管积水。如侵犯骨盆可引起溶骨性破坏。肿瘤主要经局部淋巴转移，也可通过血行转移至肺、肝、骨等。75％的病变可扩展至尿道、膀胱、精囊、输尿管等。

前列腺肉瘤早期没有症状。症状出现时，肿瘤已相当大。早期症状一般是膀胱颈部梗阻，晚期症状是较为剧烈的疼痛，可放射至骶部、坐骨神经或扩散至腰部及会阴部。肿瘤压迫膀胱底或侵犯尿道时可影响排尿，表现为尿频、尿痛及排尿困难。巨大的肿瘤可向腹部突起，在耻骨上膀胱区可触及肿块。瘤体有坏死时可出现肉眼血尿。随着肿瘤发展，患者可出现明显消瘦、贫血及恶病质等全身症状。

任何年龄特别是儿童或40岁以下有排尿困难的病史，尤其合并有明显便秘，直肠指诊检查时发现无压痛的前列腺肿块，有囊性波动感，就应高度重视。B超、CT及MRI检查都有诊断价值，前列腺穿刺活检极为重要，可获得病理确诊。在肿瘤有转移时可根据X线骨盆平片及放射性核素骨扫描显示有无骨破坏病变。前列腺肉瘤局限于前列腺被膜内而尚未浸润时，宜行前列腺全切术。如手术已无法进行，对淋巴肉瘤、网织细胞肉瘤及平滑肌肉瘤可行放射治疗。如手术及放射治疗皆不能达到治愈目的，可行化学治疗。但前列腺肉瘤病程发展极快，预后不良，儿童患者尤差。一般自确诊后少有生存1年以上者。

什么是前列腺导管腺癌？如何治疗

前列腺导管腺癌(又称为有子宫内膜样特点的前列腺癌)是一种罕见的前列腺肿瘤，原发部位在前列腺尿道。从组织学上看，前列腺导管腺癌是前列腺癌的一种罕见的组织变异，它主要起源于精阜或与它相邻近的大的尿道周围的初级前列腺导管及前列腺尿道，最常见于 TURP 及根治性前列腺切除的标本。但它也可起源于周围的前列腺导管，偶尔也可与周围叶的小腺泡性前列腺腺癌同时存在。免疫组织化学检查对前列腺导管腺癌的鉴别诊断有重要的价值。根据 PSA、PSAP 阳性，其他指标阴性(如：CEA、EMA、CK 等)可以支持肿瘤为前列腺来源。

前列腺导管腺癌多见于老年人。在临床上多表现为血尿和梗阻症状。膀胱尿道镜检查是主要的诊断手段，可见到典型的乳头状改变。

前列腺导管腺癌的治疗方法主要有单纯经尿道切除术、根治性前列腺切除术、激素治疗，或手术加内科治疗、放疗，或联合治疗(前列腺切除＋TUR、TUR＋激素治疗、放疗、和/或化疗以及前列腺切除＋激素＋TUR)。

前列腺癌的临床表现

前列腺癌的发病情况如何

前列腺癌是男性泌尿系统非常常见的恶性肿瘤之一，约占所有肿瘤的 15%。全球范围内其发病率居男性恶性肿瘤的第二位，在欧美发达国家其发病率已稳居男性恶性肿瘤的第一位。前列腺癌发病率具有显著的地区差异，地区间的差异最高达 30

倍，每10万人年龄标准化发病率高的地区包括北美(184.23)，加勒比海地区(154.97)，澳大利亚(144.81)，而东亚(13.99)和南亚(9.9)较低。

我国前列腺癌的发病率远低于欧美国家，但随着人口老龄化、人民生活水平的提高以及前列腺癌筛查的普及，近年来前列腺癌的发病率呈现显著上升的趋势，由2000年的1.7/10万上升至2011年的7.1/10万，位居所有恶性肿瘤的第6位，男性恶性肿瘤的第7位。据估计，2015年我国前列腺癌新发病例约为60 300例。值得注意的是我国前列腺癌发病率存在较大的城乡差异，特别是大城市的发病率更高，城市地区和农村地区的发病率分别为10.06/10万和4.79/10万。

前列腺癌的死亡情况如何

前列腺癌的死亡率居所有恶性肿瘤的第8位，在发达国家占第6位，而在发展中国家占第12位。在美国前列腺癌死亡率占癌症死亡率的第2位，约占10%。各国各地区之间前列腺癌的死亡率差异较大，最大达18倍之多，每10万人年龄调整死亡率最高为加勒比海地区(49.5)，澳大利亚(26.53)和北美(19.7)，最低则为南亚(2.39)和东亚(3.43)。尽管发达国家的前列腺癌死亡病例数高于发展中国家，占总死亡患者数的59.1%，但发展中国家前列腺癌患者死亡率/发病率比值更大，也就是说发展中国家前列腺癌患者的预后要比发达国家差，因前列腺癌死亡的人数更多。

前列腺癌的危险因素有哪些

引起前列腺癌的危险因素尚未明确，但是其中一些已经被确认。最重要的因素之一是遗传。最近10年通过检测前列腺肿瘤细胞的基因改变，发现在某一位点上存在等位基因的丢失，15%～75%的前列腺癌存在这种基因改变。所以，如果一个直系亲属(兄弟或父亲)患有前列腺癌，其本人患前列腺癌的危险性会增加一倍。两个或两个以上直系亲属患前列腺癌，相对危险性会增至5～11倍。另外，研究发现有前列腺癌阳性家族史的患者比那些无家族史患者的确诊年龄早6～7年。

其次，饮食也会影响潜伏型前列腺癌到临床型前列腺癌的进程。主要是食物总热量摄入、高动物脂肪饮食、维生素E、硒、木脂素类、异黄酮的低摄入等。有人认为总热量高可增加前列腺癌危险性，发病率高的西方饮食中脂肪含量较高，皆为高热量饮食，而在亚洲发病率较低的地区，他们的饮食除低脂肪外，且含有较多量的纤维素，有普遍的防癌意义。高动物脂肪饮食尤其是红色肉类危险性最大，来源于鱼和奶制品的脂肪则影响小。很多实验及研究证明，摄入高脂肪饮食(特别是动物脂肪)，前列腺癌的发病率及死亡率均明显增高。一般认为维生素E作为体内的抗氧化剂对前列腺癌有预防作用，维生素A可能增加前列腺癌发病的危险率。

阳光暴露及绿茶则可能减少前列腺癌的发生，因为阳光可增加维生素D的水平，维生素D则有预防前列腺癌的作用。绿茶、蔬菜、水果、谷类均有防癌、减少前列腺癌发病的作用，这已为很多的实验研究、临床观察所证实。这些食物中，除含有丰富的纤维素外，还有较多特殊物质，起着防癌的作用。亚洲人前列腺癌发病低于欧美，饮食中这类物质丰富是重要原因。特别是黄豆及其制品(如豆腐)，有明显的预防前列腺癌的作用。

总之，遗传是前列腺癌发展成临床表型的重要危险因素，而外源性因素对这种危险可能有重要的影响。现在关键问题是尚无足够的证据建议生活方式的改变(降低动物脂肪摄入及增加水果、谷类、蔬菜、红酒的摄入量)会降低发病风险。

前列腺癌有哪些症状

前列腺癌患者在早期并无任何特别症状，当肿瘤发展到引起膀胱颈部及后尿道产生梗阻时，可以出现尿频、排尿困难、尿流变慢、尿线变细等类似下尿路梗阻或刺激症状；严重者可能出现急性尿潴留、血尿、尿失禁。这些症状与前列腺增生症患者的症状很相似。事实上，有一部分前列腺癌患者同时伴有前列腺增生。

到了晚期，骨转移时会引起骨骼疼痛、病理性骨折、贫血、脊髓压迫导致下肢瘫痪等。后腹膜转移或者肿瘤侵犯膀胱时会造成一侧或双侧输尿管梗阻，出现腰部酸胀，少尿甚至无尿。患者全身情况也渐趋恶化，食欲不振、消瘦、无力、贫血等恶性肿瘤的晚期症状也相继出现。

前列腺癌的诊断

前列腺癌有哪些诊断方法

要诊断是否患有前列腺癌，医生主要采用：①经直肠指检；②测定血中前列腺特异抗原（PSA）及游离前列腺特异抗原（fPSA）；③经直肠B超检查前列腺，有时还会做CT或MRI检查；④前列腺穿刺活检。最终确诊取决于前列腺穿刺活检的结果。

所以，男性到50岁每年进行体检时要配合医生接受肛门指检和抽血查PSA，如果医生怀疑有前列腺癌可能时，更应配合医生接受前列腺穿刺活检以明确诊断。

什么是PSA？PSA升高有何意义

近来，医生常常建议50岁以上男性每年体检时要抽血查PSA，究竟什么是PSA？其实，PSA是前列腺特异抗原的英文缩写，它是一种糖蛋白，其中约85%与蛋白结合而成为蛋白复合物，称为结合前列腺特异抗原（cPSA），另外15%未结合的部分，称为游离前列腺特异抗原(fPSA),两者之和就是总前列腺特异抗原(tPSA)。

测定PSA和fPSA对区分前列腺增生和前列腺癌有重要的意义。当患前列腺癌时,由于癌细胞破坏前列腺上皮—血管屏障,PSA大量进入血液,血中PSA含量会明显升高。所以,血清中PSA浓度已经成为公认的前列腺癌指标之一。目前确定的PSA正常值是小于4 ng/ml,一般来说,PSA值越高,前列腺癌的可能性越大,而且病情可能也越严重。应当指出的是,前列腺特异抗原是对前列腺组织有特异性,而对前列腺癌并无特异性。也就是说各种良性病变如前列腺增生症、慢性前列腺炎等也可出现PSA增高。而且很多情况可以影响PSA的测定结果,如急性前列腺炎、急性尿潴留、直肠指检、膀胱镜检查、前列腺穿刺活检可使PSA检查结果增高。经尿道前列腺电切、根治性前列腺切除、放射治疗或激素治疗可使PSA降低。因此,在测定PSA之前应排除这些干扰因素。另外,PSA还可作为观察治疗前列腺癌效果或检查复发的指标。

fPSA、PSAD、PSAV是什么?有何意义

医生在检测PSA来辨别是否存在前列腺癌的过程中,发现有些人PSA虽然大于4 ng/ml,但前列腺穿刺活检结果却不是前列腺癌,而是良性的前列腺增生或前列腺炎。科学家们为了提高PSA诊断前列腺癌的准确性又推出fPSA、PSAD、PSAV

等指标。

fPSA是游离前列腺特异抗原的英文缩写，测定fPSA并计算fPSA和tPSA的比值，可以提高PSA检测前列腺癌的特异性。当前列腺特异抗原在4～10 ng/ml之间时，如fPSA/tPSA小于0.15，就要高度怀疑患有前列腺癌可能，需要接受前列腺穿刺活检。

PSAD是前列腺特异抗原密度的英文缩写，科学家研究了前列腺增生和前列腺癌患者血清PSA与前列腺体积的关系，发现前列腺增生患者前列腺重量平均每增加1 g，PSA即增高0.26 ng/ml；而前列腺癌患者癌重量每增加1 g，PSA增高约3.5 ng/ml，为前列腺增生的10倍以上。因此，提出了前列腺特异抗原密度(PSAD)的概念，即由血清PSA值除以前列腺体积所得商数。与PSA相比较，PSAD对诊断前列腺癌的敏感度、特异度、准确度均有所提高。当PSA值在正常上限或轻度增高(4～10 ng/ml)时，若PSAD增高(大于0.15)，则前列腺癌的危险性会增加，很可能有隐藏的恶性病变。还有人发现血清PSA持续增高而前列腺活检未发现癌者，若PSAD大于0.15，以后活检发现前列腺癌的可能性为82%。因此，对这些患者需要密切随访，及时进行前列腺穿刺活检以获得早期诊断和及时治疗。

PSAV是前列腺特异抗原增长速度的英文缩写，指随时间变化血清PSA变化值，其单位为$\mu g \cdot L^{-1} \cdot y^{-1}$，即每年血清PSA变化值，也可用PSA年增长率来表示。在正常情况下，PSA水平随年龄的增长而缓慢升高。前列腺增生症患者的PSA

升高有两种情况:在70岁以前PSA平均每年升高0.07 ng/ml,70岁以后则每年升高0.15 ng/ml,到80岁以后为0.23 ng/ml。前列腺癌患者的PSA是在前期缓慢升高后的突然快速升高,这个快速升高开始于临床诊断前列腺癌前的7～9年。有人对701例血清PSA小于4 ng/ml患者进行PSAV测定,结果显示有37.1%的患者血清PSA值较原先增加20%以上,其中82例作前列腺活检,发现前列腺癌占17.5%。

总之,fPSA、PSAV和PSAD是在PSA研究基础上提出来的一些相关指标,旨在进一步提高PSA诊断前列腺癌的敏感性和特异性。所以,对这些fPSA、PSAV和PSAD异常的患者需要密切随访,及时进行前列腺穿刺活检以获得早期诊断和及时治疗。

什么是PCA3

PCA3即新型前列腺癌抗原3, PCA3在1995年由约翰·霍普金斯医院(巴尔的摩市)[Johns Hopkins Hospital(Baltimore)]和拉德堡德大学(荷兰,奈梅亨)[Radboud University (Nijmegen, Netherlands)]合作研究发现,最初命名为DD3(differential display clone, 3)因为使用差别显示分析(在那时是一种新的描述方法,用于识别不同组织中的基因表达)对比正常vs癌变前列腺组织的mRNA表达模式,发现一种mRNA在前列腺癌症中高特异性表达。

PCA3 是非编码信使核糖核酸(mRNA)片段,定位于第 9 号染色体上(9q21—22)。PCA3 全长约 25 kb, 包含 4 个外显子和 3 个内含子:1 号内含子(20 kb)、2 号内含子(873 bp)和 3 号内含子(227 bp); 4 个外显子分别为外显子 1、2、3、4。外显子 2 发生选择性交替拼接,外显子 4 由 4a、4b 和 4c 3 个亚单位选择性多聚腺苷酸化组成。通过 RNA 印迹(Northern blot)分析可得到 3 种不同的转录产物(PCA3mRNA),长度分别为 0.6 kb、2 kb 和 4 kb,其中外显子 1、3、4a、4b 所组成的 cDNA(2 kb)克隆频率出现最高,占 60%,是最主要的转录产物;外显子 2 也是 3 种转录产物的一部分,但因其发生选择性交替拼接,故转录产物有限,只有 5%存在 cDNA 克隆;外显子 4c 则仅存在于最大的转录产物(4 kh)中;外显子出现在两个较大的转录产物中(2 kb 和 4 kb)。外显子 1、3、4a 都存在于三种转录产物中。PCA3 的三个读取框架交叉的终止密码子的多样性,以及缺乏延伸的开放读取框架,表明 PCA3 是不编码蛋白质的非编码 RNA。最近,发现了 PCA3 的新基因结构和新的侧面和重叠基因转录产物(如 PCA3-TS4 同种型)。

PCA3 的前列腺癌特异性 PCA3 在 95%的检测的全部前列腺癌中过度表达,可从癌变前列腺细胞中无害测定,准确度接近 100%。此外,在前列腺外组织(良性和恶性)中尚未检测到 PCA3 转录,证明 PCA3 是目前已知前列腺癌最具特异性的 PCa 标志物。不像血清 PSA, PCA3 不受年龄,前列腺体积或其他前列腺病(前列腺炎)的影响。

国外专家分析正常前列腺、良性前列腺增生和前列腺癌细胞及其转移灶发现,PCA3 基因特异性地高表达于人类前列腺癌细胞和转移坏死灶中,在正常前列腺、良性前列腺增生细胞中不表达或低表达。且 PCA3 mRNA 的表达水平与前列腺癌 Gleason 病理分级有关。相比之下,在良性和恶性前列腺疾病的患者之间,PSA mRNA 水平差异无显著性。他们还发现在正常人,除前列腺外的 18 种组织器官中均检测不到 PCA3 基因表达。HES-SELS 等还对 108 例 PSA>3 ng/ml 的患者行前列腺穿刺活检,用时间分辨荧光定量 RT-PCR 检测前列腺穿刺活检组织中的 PCA3 mRNA,发现 PCA3 mRNA 在非恶性前列腺组织和良性前列腺增生组织之间差异无显著性。在前列腺癌中,癌细胞数大于 10%的前列腺癌标本的 PCA3 mRNA 拷贝数是非恶性前列腺组织的 66 倍。癌细胞数少于 10%的前列腺癌标本的 PCA3 mRNA 拷贝数是非恶性前列腺组织的 11 倍。另外有人用实时定量 PCR 检测前列腺癌组织中的 PCA3 mRNA 表达,证实前列腺癌组织中 DD3 是良性前列腺增生组织的 140 倍。由此可见,PCA3 特异性高表达于前列腺癌细胞,在正常前列腺或良性前列腺增生组织中不表达或低表达。因此 PCA3 适合作为前列腺癌特异性标志物。

怎样进行 PCA3 检测

PCA3 检测需要先进行前列腺按摩,通常在前列腺左右叶及中央沟各触压 3 次后再收集尿液标本进行 PCA3 的检测。如果不进行直肠指检,PCA3 检测结果有效率仅 80%。

PCA3 检测要求采集 DRE 后第一段 20～30 ml 的排泄尿。约 2 ml 的尿液样本置于运输试管中,试管内装有包含核糖核酸酶抑制剂的溶解缓冲液(如果没有抑制剂,mRNA 会在 20 min 内破坏)。运输试管在室温(也可冷冻)下连夜送到专门实验室。一些医生会使用尿沉渣代替尿样,以检查所有细胞和细胞碎片。但是,最好使用尿样,这样程序更简单。

已有三代 PCA3 检测,市场上可买到试剂盒 ProgensaTM PCA3 检测(Gen-Probe, SanDiego, CA, USA)。该试剂盒是新型的快速简单地以转录—调停扩增(TMA)为基础的试验,以取代旧的密集型和耗时的逆转录酶聚合酶链反应试验。TMA-为基础的 PCA3 检测步骤包括:①使用包被磁床特异性分离需要的 RNA; ②扩增;③检测和量化分离出的 RNA。告知率(产生的准确的可以计量的 mRNA 用于检测的尿样的百分比)>99%,检测的复现性很好。

PCA3 检测实际上是一种二元检测,分别量化了 PCA3 与 PSA 的 mRNA 转录产物,并测定了二者的比值,即 PCA3 分数。PCA3 分数=(PCA3mRNA)/(PSA mRNA)×1 000。

试验需要量化标准化样本中存在的总 mRNA。释放到尿液中的前列腺细胞的 PSAmRNA 水平与血液中的 PSA 蛋白质水平不相关,实质上在前列腺癌症中不变化。为什么要使用比值呢? 因为分母,PSAmRNA 表示样本中的前列腺特异性细胞核物质的量。正常前列腺细胞表达的 PCA3 水平低,如果使用绝对 PCA3 浓度,在仅富含正常前列腺细胞的样本中可能会得到高分数。因此，PCA3 分数表示使用以样本中存在的正常或 BPH 上皮细胞为背景校正的 PCA3 表达。在早期的临床检测中，很快确定尿 PCA3 分数与前列腺癌的患病可能性正相关。

PCA3 有什么应用价值

PCA3 检测可能能解决以下 PSA 困境：①PSA 升高，一个或更多阴性活检结果；②正常 PSA，有前列腺癌家族史；③正常 PSA，活检阳性；④PSA 升高，有前列腺炎；⑤PSA 升高，PCa 前体病变；⑥积极监测微病灶。潜在临床应用包括检测根治性前列腺切除术或放射疗法后局部复发，和监测服用影响血清 PSA 的药物(即，5α-还原酶抑制剂)的患者。

最近，在其中有 2 048 例首次或重复前列腺穿刺活检者的临床研究的回顾中，PCA3 的受试者工作特征(receiver operating characteristic, ROC)曲线分析，得出 ROC 曲线下面积(area under the curve, AUC)为 0.66～0.87，而 PSA 的 AUC 常常得到更少分数。与 PSA 的血清水平对比，尿 PCA3 分数对前列腺癌的特异性更好(66%～89%)，虽然灵敏度稍低(54%～82%)。PCA3 的阳性(48%～75%)和阴性(74%～90%)预测值则更好。在至少有一个阴性活检的 1 125 个患者的同期群研究中，PCA3 经证实(多变量分析)为重复阳性活检的独立预测因素。

已知血清 PSA 水平受到 BPH 组织、年龄、炎症、创伤，以及是否使用 5α-还原酶抑制剂的影响，而初步数据表明 PCA3 分数不受这些因素的影响。例如，标准教学是在直肠指检前采血用于检测 PSA 水平，因为担心指检会造成血清 PSA 伪升高。但是，仔细 DRE 实际上会增加 PCA3 测定的"告知性"率，事实上是推荐使用的。调查显示在同一组成人男性中，前列腺体积对 PSA 和 PCA3 的影响。PSA 明显与前列腺体积正相关，而 PCA3 不是。尽管数据有限，尿 PCA3 在前列腺癌的早期诊断中表现出特异性优于血清 PSA 水平。

PCA3 满足许多 PCa 生物标志物的要求，在临床实践中有用：①生物样本取样简便(DRE 后尿液)；②方法在检测实验室之间可复现(有可用的商业试剂盒)；③统计学准确度良好(经研究不同来源人口的几个团队证实)。使用 PCA3 指导选择重复活检的有效方法是在前列腺活检时采集 PCA3 样本(反射 PCA3)。如果活检结果阴性，无须患者返回就能执行 PCA3 检测。

什么是前列腺健康指数(PHI)

前列腺健康指数(prostate health index, PHI)是综合了 tPSA、fPSA 和 p2PSA 三项量化的指标而计算出来的数值。研究发现 PHI 值越高前列腺癌或者有临床意义的前列腺癌发生率就越高。因此，早在 2012 年美国食品药品监督局就批准其作为前列腺癌诊断的一项辅助手段。主要用于临床诊断 PSA 在 4～10 ng/mL，同时前列腺直肠指诊以及影像学检查正常的可疑患者。

什么是前列腺癌的融合基因检测

融合基因是一种新兴的肿瘤生物标记物，2005 年国外学者发现约 80％的前列腺组织标本内多个基因重排，ETS 相关基因(ERG)可以和 TMPRSS-2 基因之间发生融合。通过染色体分析、免疫组织化学等方法检测前列腺组织中的融合基因，对于协助诊断前列腺癌是一种可行的方法。但是前列腺组织取材困难，会对患者造成创伤，不利于反复取材测定，因此，更加理想的检测方式是尿液融合基因的检测。通过对前列腺按摩后的尿液进行融合基因检测，如果发现尿液中出现融合基因，会更支持患者进一步穿刺检查。

B 超能诊断前列腺癌吗

B 超是一项重要的、无损伤性的检查，对前列腺癌的诊断有一定帮助。尤其是经直肠 B 超，即将专门的 B 超探头插入直肠并贴近前列腺，对前列腺、精囊及其周围结构进行仔细检查。当患有前列腺癌时，经直肠 B 超可以发现以下主要的病变：①前列腺内部回声不均匀，可出现强光点、光斑或光团。②前列腺边界回声异常、边界回声不整齐、高低不平或缺落。③前列腺左右不对称、两侧大小和形态不一致。④侵犯邻近组织。在精囊、膀胱、膀胱直肠凹出现肿块回声(图15)。由此可见,经直肠B超对诊断前列腺癌很有帮助,但我们只根据经直肠B超还不能确定诊断,还需在此基础上再作进一步的检查(如PSA测定、前列腺穿刺活检等),以最后确定诊断。

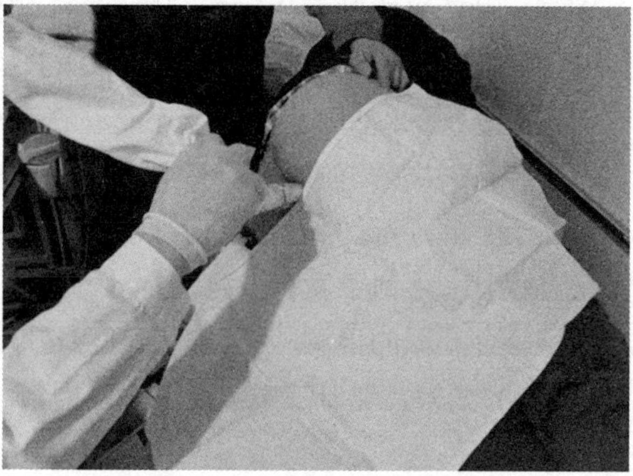

图15 前列腺经直肠B超检查

MRI和CT对诊断前列腺癌有何作用

随着CT、MRI检查在诊断疾病时的应用越来越普及,加上收费比较昂贵,很多人误以为CT、MRI检查是诊断前列腺癌非常有效的方法。其实CT和MRI检查对早期前列腺癌的诊断意义不大,他们不能显示有诊断意义的影像。而且CT和MRI检查也不能诊断体积不增大的淋巴结内的微转移灶。在鉴别前列腺癌与伴钙化的前列腺炎、较大的BPH、前列腺瘢痕、结核等病变时常无法明确诊断。因此 CT、MRI 等在前列腺癌的诊断方面都存在局限性。所以,他们既不能作为前列腺癌筛选方法,也不能作为确诊的手段。最终明确诊断还需要前列腺穿刺活检取得组织学诊断。

那 CT、MRI 检查在前列腺癌的诊断中又有何作用呢?

CT 检查在晚期患者可显示肿瘤累及精囊,局部膨大,脂肪层消失,精囊及前列腺间的锐角消失。如侵犯膀胱则见膀胱壁局部增厚,有肿块。有远处转移时可见脊柱、肝、肺或后腹膜淋巴结转移。所以,前列腺癌患者进行 CT 检查的目的主要是协助临床医师进行肿瘤的临床分期,而不是用于诊断。CT 对于早期前列腺癌的诊断敏感性低于磁共振。但对于肿瘤邻近组织和器官的侵犯及盆腔内转移性淋巴结肿大,CT 检查的诊断敏感性与 MRI 相似。

MRI 检查可以显示前列腺包膜的完整性、是否侵犯前列腺周围组织及器官,MRI 还可以显示盆腔淋巴结受侵犯的情况及

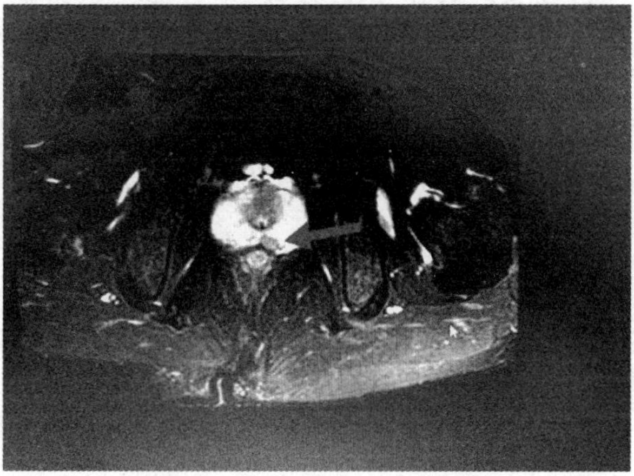

图 16　前列腺癌 MRI 表现

骨转移的病灶(图 16)。在临床分期上有较重要的作用。所以,MRI 检查的主要目的也是对前列腺癌做出分期诊断。MRI 对于显示肿大的淋巴结的效果和 CT 相似,其优点在于不需要增强扫描即可鉴别血管和淋巴结。MRI 对盆腔骨转移非常敏感,甚至优于放射性核素骨扫描,而且比骨扫描更特异。

前列腺癌患者为什么要做骨扫描检查

在临床中,经常听到需要做骨扫描检查,那到底什么是骨扫描呢,它的检查原理是什么?检查中有什么注意事项?

首先我们看看何为骨扫描。骨扫描,全称全身骨显像,是核医学的常用检查项目之一,其原理是将放射性核素标记的磷酸盐(如 99mTc-MDP)静脉注入体内,通过核医学仪器设备进行全身成像的一种技术。其优点有很多:一是能一次可显示全身骨的形态,反映骨骼的血液供应和代谢情况;二是一种无创性检查,较 X 线平片提前 3~6 个月发现骨骼病灶;三是对于多种骨疾病的筛查、早期诊断、骨疾病治疗方案的制定以及预后判断具有特殊的价值。

其次我们看看前列腺癌的转移特性。前列腺癌是老年男性的常见恶性肿瘤,当然也会转移,不过前列腺癌的转移有个非常明显的“嗜好”——它很容易向骨骼转移,这种转移到骨骼的癌细胞将在骨骼里面定居下来,并且继续生长。在发生骨转移的早期是不会有任何症状的。随着转移病灶的增大,患者会出现转移部位的骨骼疼痛，有些患者甚至出现病理性骨折。当患者出现以上症状时，医生通过X线片、透视等检查往往能够发现骨骼转移病灶，就能及时诊断转移性前列腺癌。

因此，一旦诊断为前列腺癌，不论病情早晚，都应常规进行放射性核素骨骼扫描，扫描结果不仅可以用来对肿瘤进行分期，而且对治疗方式的选择有着很重要的指导意义。有些病例看似早期，其实已经有了骨骼转移。

由此可见，对前列腺癌患者来说，骨扫描可以来判断患者是否存在骨转移灶，早期发现骨转移病灶，以便疾病分期，有利于制定相应的治疗方案，尤其是骨痛时，尽早做骨显像，以排除骨转移。

什么是PET-CT？与普通CT有何区别

PET-CT是目前世界上最先进的核医学分子影像设备，将PET技术与传统的CT影像学技术融为一体。CT想必大家都很熟悉，与传统的X线相比，CT是可以清晰显示人体某个“切面”的分布情况，其图像清晰、密度分辨率高，因而显著扩大了人体的检查范围，提高了病变的检出率和诊断率。而PET技术的基础原理是通过体外探测人体发出的γ射线来显示图像。但显然人体本身不会发出射线，因此PET-CT需要借助一种显像剂让人体发出γ射线。由于恶性肿瘤消耗能量更多，因此会聚集更多的γ射线，从而被机器捕捉。换句话说，显像剂就像被医生派入体内的“间谍”，可以判断哪些部位是“坏人”，并包围坏人，向"大本营"发出信息,"大本营"即仪器收到信息后整合,最后向医生汇报。

那么 PET、CT 与 PET-CT 他们究竟有何区别？CT 获得的是人体解剖结构的图像,就像一张普通地图,可以清楚看到各行政区的分界线。PET 图像则是一张卫星云图,仅能从宏观上展现人体的"天气(代谢)"情况。只有将 PET 和 CT 结合在一起,才能准确判断出不同区域的"天气"情况。

PET-CT 在诊断前列腺癌方面有何价值

PET 属于核医学影像检查,其检查需要让患者摄入带有放射性标记的追踪物,然后在体外观察这些放射性标记物在体内的分布,是非常敏感的功能性影像检查方法。CT 是利用 X 线穿透人体来成像的,对于解剖结构的显示非常清晰,通过 CT,可以还原一个人的大脑从底部到顶部的每一个层面。PET-CT 是 PET(正电子发射计算机断层扫描)与 CT(X 射线计算机断层成像)两种成像技术相融合的复合式影像检查,这两种不同的成像技术可以帮助我们从不同角度观察人体的内部结构。

通过各种显像剂辅助,PET-CT 可以用于前列腺癌发生于复发早期于分子层面特异性地识别和定位肿瘤病灶,也可以对初诊的中、高危前列腺癌患者进行准确分期,检测生化复发患者的复发病灶,还可对发生转移的患者进行再分期,评估肿瘤负荷,最终辅助确定个性化治疗方案。PET-CT 用于前列腺癌的临床适应证包括:定位诊断,确定前列腺癌原发灶、转移灶及生化复发灶的位置;术前与外放射治疗前分期,对中高危前列腺癌患者,于术前或外放射治疗前进行病变分期;指导治疗,对转移性去势抵抗前列腺癌患者于治疗前或治疗期间进行分期;靶向活检定位,对高度疑似前列腺癌但活检阴性者,可对病灶进行靶向定位活检;监测疗效,监测转移性前列腺癌全身治疗效果。

前列腺穿刺活检是怎么回事

前列腺穿刺活检是指应用穿刺针从前列腺中获得前列腺组织的一种微创的操作方式,是用来确诊前列腺癌最常用的检查方法。从穿刺途径来分可分为经直肠和经会阴两个途径;从穿刺范围来分可分为标准的6针穿刺活检、五区穿刺活检、8针穿刺活检和12针穿刺活检;穿刺枪也有自动穿刺活检枪和手动穿刺活检枪。

前列腺穿刺活检的具体操作是:患者取膝胸位,医生通过会阴或直肠将特殊的穿刺活检针插入前列腺内,切取或吸取部分前列腺组织送病理检查。不同的穿刺针可以切取大小不同的前列腺组织条。

标准的六点法穿刺活检是在前列腺两侧的不同平面各取3个点穿刺。六点法穿刺活检的优点是:可以更准确地了解肿瘤的范围、估计肿瘤的分级、确定在前列腺尖部或膀胱颈部的肿瘤、对可能触及的肿瘤能明确对侧前列腺有无侵犯,避免遗漏可能存在的肿瘤组织。随着设备的改进,近年已广泛应用可进行前列腺横断面和纵向扫描的端扫式双平面高频超声探头，配以自动弹射式活检枪及 18 号 Tru-cut 穿刺针，在经直肠 B 超引导下的活检(图 17)。这一技术简便、快捷、准确、取材满意、不需麻醉易于耐受。近年来，大多是经直肠 B 超引导下做前列腺穿刺活检，就是直接将穿刺针插入 B 超所示的低回声区。这样可大大提高穿刺活检的准确性。

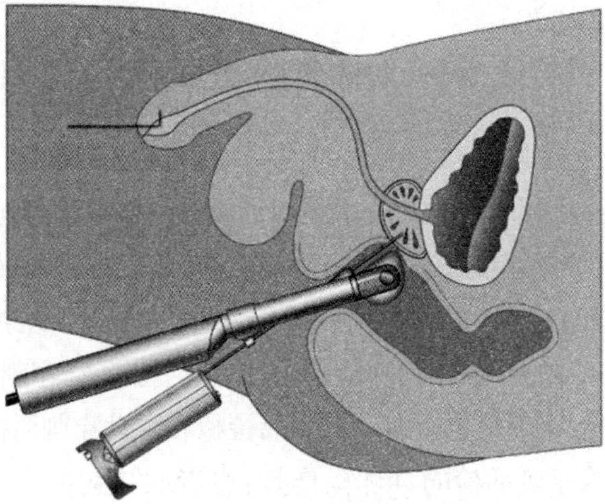

图 17　前列腺经直肠穿刺活检示意图

什么情况下需要前列腺穿刺活检

当医生怀疑患者患有前列腺癌可能时，最终确诊的方法就是前列腺穿刺活检，为了使真的前列腺癌早期发现，而又能避免不必要的前列腺穿刺，大多数泌尿外科医生同意前列腺穿刺指征有以下 4 点:①直肠指检发现结节,任何 PSA 值。②PSA>10 ng/ml,任何 f/tPSA 和 PSAD 值。③PSA 4～10 ng/ml, f/t 比值小于 0.15 或 PSAD 值异常。④PSA 4～10 ng/ml, f/t PSA 和 PSAD 值正常,B 超发现前列腺低回声结节或(和)MRI 发现异常信号。最终患者是否进行前列腺穿刺活检还是要根据专科医生对患者的综合判断。

什么情况下需要重复前列腺穿刺活检

如果医生怀疑患者患有前列腺癌可能,给予一次前列腺穿刺活检结果却不是前列腺癌,并非患者就能彻底排除前列腺癌可能。相反,如果有以下几种情况患者还应该接受第二次前列腺穿刺活检,以免漏诊。①PSA>10 ng/ml,任何 f/t PSA 或 PSAD。②PSA 4～10 ng/ml,复查 f/tPSA 或 PSAD 值异常,或直肠指检和影像学异常。③PSA 4～10 ng/ml,复查 f/tPSA、PSAD、直肠指检、影像学均正常。严密随访,每 3 个月复查 PSA。如 PSA 连续 2 次>10 ng/ml 或 PSAV 2>0.75/ml/年应再穿刺。目前多为第一次穿刺 1～3 个月后才考虑第二次前列腺穿刺活检。

前列腺癌的分级有何意义

前列腺穿刺活检所得标本会送往医院病理科,由病理科医生在显微镜下对前列腺组织作出判断，判别是否为前列腺癌。如果是前列腺癌，则判断癌的恶性程度如何，就是根据前列腺癌的病理分级。目前最常使用的方法是 Gleason 评分系统，是将前列腺癌组织分为主要分级区和次要分级区，每区的 Gleason 分值为 1～5，Gleason 评分是把主要分级区和次要分级区的 Gleason 分值相加，形成癌组织分级常数。Gleason 评分越高前列腺癌的恶性程度也越大，预后也越差。Gleason 评分＜6 的患者，常可考虑根治性手术治疗，而 Gleason 评分＞7 时，说明分化较差，有肿瘤转移可能。分级标准如下。

Gleason 1：癌肿极为罕见。其边界很清楚，膨胀型生长，几乎不侵犯基质，癌腺泡很简单，多为圆形，中度大小，紧密排列在一起，其胞浆和良性上皮细胞胞浆极为相近。

Gleason 2：癌肿很少见，多发生在前列腺移行区，癌肿边界不很清楚，癌腺泡被基质分开，呈简单圆形，大小可不同，可不规则，疏松排列在一起。

Gleason 3：癌肿最常见，多发生在前列腺外周区，最重要的特征是浸润性生长，癌腺泡大小不一，形状各异，核仁大而红，胞浆多呈碱性染色。

Gleason 4：癌肿分化差，浸润性生长，癌腺泡不规则融合在一起，形成微小乳头状或筛状，核仁大而红，胞浆可为碱性或灰色反应。

Gleason 5：癌肿分化极差，边界可为规则圆形或不规则状，伴有浸润性生长，生长形式为片状单一细胞型或者是粉刺状癌型，伴有坏死，癌细胞核大，核仁大而红，胞浆染色可有变化。

前列腺癌的分期有何意义

前列腺癌分期是指医生通过各种手段了解前列腺癌侵犯的范围、淋巴结转移情况以及前列腺以外器官转移情况。分期的目的是指导选择治疗方法和评价预后。目前一般采用 2002 年 AJCC 的 TNM 分期系统。

(1) T 分期：表示原发肿瘤的局部情况，主要通过 DRE 和 MRI 来确定，前列腺穿刺阳性活检数目和部位、肿瘤病理分级和 PSA 可协助分期。

(2) N 分期：表示淋巴结情况，只有通过淋巴结切除才能准确了解淋巴结转移情况。N 分期对准备采用根治性疗法的患者是重要的，分期低于 T2、PSA＜20 ng/ml 和 Gleason 评分＜6 的患者淋巴结转移的机会小于 10%，可行保留淋巴结切除手术。

(3) M 分期：主要针对骨骼转移，骨扫描，MRI、X 线检查是主要的检查方法。尤其对病理分化较差(Gleason 评分＞7)或 PSA＞20 ng/ml 的患者，应常规行骨扫描检查。

总之，通过细致的直肠指检、经直肠 B 超、CT、MRI 检查可以帮助了解肿瘤在前列腺中侵犯的范围、肿瘤侵犯盆腔的程度和固定度，还可了解精囊浸润的情况。淋巴管造影检查可以确定盆腔淋巴结有无转移。准确估计肿瘤病变的范围及探索有无转移性病变存在，确定前列腺癌的临床分期对制定正确的治疗方案具有重要意义。

如何衡量前列腺癌的严重程度

根据血清PSA、Gleason评分和临床分期将前列腺癌分为低、中、高危三类，以便指导治疗和判断预后。低危：PSA<10 ng/ml、Gleason评分≤6分、临床分期≤T_{2a}。中危：PSA10~20 ng/ml、Gleason评分为7分、临床分期为T_{2b}。高危：PSA>20 ng/ml、Gleason评分≥8分、临床分期≥T_{2c}。

前列腺癌的治疗

前列腺癌治疗原则是什么？有哪些方法

前列腺癌的治疗方法很多，包括：观察等待治疗、根治性手术治疗、内分泌治疗、前列腺癌局部治疗、化疗、免疫治疗、基因治疗等。具体选择治疗方案是临床医生根据各项影像学检查所估测的前列腺癌临床分期、穿刺活检标本获得的肿瘤组织学分级以及患者的年龄、全身状况选择决定。原则上是综合条件允许就行肿瘤根治性切除，如果条件不够则采用内分泌治疗。

什么情况下接受观察等待

观察等待指主动监测前列腺癌的进程，而不给予任何方式的治疗，一旦出现病变进展或临床症状明显时方给予其他治疗。其适应证为：①低危前列腺癌（PSA 4～10 ng/ml，GS≤6，临床分期≤T_{2a}）和预期寿命短的患者。②晚期前列腺癌患者，仅限于因治疗伴随的并发症大于延长生命和提高生活质量的情况。对于等待观察的患者密切随访，每3个月复诊，检查PSA、DRE，必要时缩短复诊间隔时间和进行影像学检查。对于DRE、PSA检查和影像学检查进展的患者可考虑转为其他治疗。

什么情况下可行根治性前列腺切除术

根治性前列腺切除术（简称根治术）是治疗局限性前列腺癌最有效的方法，医生会根据肿瘤的临床分期、预期寿命和健康状况做出判断，患者是否适合接受根治术。尽管手术没有硬性的年龄界限，但70岁以后伴随年龄增长，手术合并症及死亡率将会增加。

医生通常在以下情况选择这种手术方法：①临床分期：适应于局限前列腺癌，临床分期 T_1～T_{2c}的患者。对于临床 T_3 期的前列腺癌尚有争议，有主张新辅助治疗后行根治术，可降低切缘阳性率。②预期寿命：预期寿命≥10年者则可选择根治术。③健康状况：前列腺癌患者多为高龄男性，手术并发症的发生率与身体状况密切相关。因此，只有身体状况良好，没有严重的心肺疾病的患者适合根治术。④PSA或Gleason评分高危患者的处理：对于PSA>20或Gleason评分>8的局限性前列腺癌患者符合上述分期和预期寿命条件的，根治术后可给予其他辅助治疗。

以下情况则不可行根治手术：①患有显著增加手术危险性的疾病，如严重的心血管疾病、肺功能不良等。②患有严重出血倾向或血液凝固性疾病。③已有淋巴结转移(术前通过影像学或淋巴活检诊断)或骨转移。④预期寿命不足10年。

根治性前列腺切除术有哪几种方法

根治性前列腺癌切除术有以下几种主要的术式，即最常用的经耻骨后根治性前列腺癌切除术、腹腔镜前列腺癌根治术、机器人辅助前列腺癌根治术以及目前少用的经会阴根治性前列腺癌切除术。国内推荐开放式耻骨后前列腺癌根治术和腹腔镜前列腺癌根治术。一旦确诊为前列腺癌并符合上述根治性手术条件者应采取根治术。

耻骨后前列腺癌根治术手术范围包括：①手术切除范围包括完整的前列腺、双侧精囊和双侧输精管壶腹段、膀胱颈部。②改良式盆腔淋巴结切除术：下腹正中切口，整块切除髂动脉、髂静脉前面、后面及血管之间的纤维脂肪组织，下至腹股沟管，后至闭孔神经后方。可疑淋巴结转移者可进行冰冻切片病理学检查。

腹腔镜前列腺癌根治术是近年发展起来的新技术，其手术切除步骤和范围同开放手术，疗效与开放手术类似，优点是损伤小、术野及解剖结构清晰，术中和术后并发症少，缺点是技术操作比较复杂。而机器人辅助的腹腔镜下前列腺癌根治术已经在国内外大量开展了。

根治性前列腺切除术是一种死亡率低(0%～1.7%)、患者可耐受的手术，术中并发症少，主要并发症有术中严重出血、直肠损伤、术后阴茎勃起功能障碍、尿失禁、膀胱尿道吻合口狭窄、尿道狭窄、深部静脉血栓、淋巴囊肿、尿瘘、肺栓塞。腹腔镜前列腺癌根治术还可能出现切口种植转移、转行开腹手术、气体栓塞、高碳酸血症、继发出血等并发症。

什么是保留性神经的根治性前列腺切除术

以往前列腺癌根治术后 90%以上的患者会发生阳痿，主要是由于手术损伤了支配阴茎海绵体勃起的神经血管束。美国霍普金斯医院的 Walsh 教授改良了以往的前列腺癌根治术，提出在术中要保留支配阴茎海绵体灌注勃起功能的神经血管束，就能大大减少术后阳痿的发生率。许多术前阴茎勃起良好、性生活正常的患者，术后一年大部分恢复了正常的性能力。而且，随着术后恢复期延长,还会有更多的患者恢复阴茎勃起的能力。

根治性前列腺切除术前有何准备

前列腺癌患者术前常规应进行全身和直肠指检等检查和评估,以了解患者各重要脏器功能情况及肿瘤分期、病灶的大小、范围、有无转移等。通常特殊检查项目有血清 PSA、PAP、骨盆及脊柱摄片、核素骨扫描、经直肠 B 超检查、CT 及磁共振检查等。

行前列腺穿刺活检的患者,应在穿刺后 4 周再安排根治性手术,而 TURP 术后患者则应等待 12 周,使局部炎症吸收,血肿消散,前列腺与周围组织之间解剖关系清晰可辨,然后才能行第二次手术,这将有助于术中寻找并保护神经血管束及防止术中直肠损伤。

术前应禁服阿司匹林等非固醇类抗炎药物,因此类药物会干扰血小板功能,影响患者的凝血机制。手术前一天全身应用抗生素以预防感染。

根治性前列腺癌切除术后要注意什么

根治性前列腺切除术后起初患者会接受静脉补液维持体内所需营养,闭式负压引流管会保留 5 天左右,引流液很少后被拔除。Foley 导尿管通常需放置 14 天才能拔除，在拔管的前一天晚开始口服抗生素以防止感染扩散。

远期则要接受随访，第一次随访主要告诉医生有无相关的并发症，如有无尿失禁、肠道症状以及性功能状态等。最重要的是术后 PSA 的监测，成功的根治性前列腺切除术四周后应该不能检测到 PSA。PSA 持续升高说明体内有产生 PSA 的组织，也即残留的前列腺癌病灶。在根治性前列腺切除术后，连续两次血清 PSA 水平超过 0.2 ng/ml 提示前列腺癌生化复发。与高分化、局限在包膜内或手术标本内的前列腺癌患者相比，对于低分化、局部进展的肿瘤或手术切缘阳性的患者应该随访更加严密。

根治性前列腺切除术后发现切缘阳性怎么办

根治性前列腺癌切除术后病理检查可能会发现手术未将肿瘤切除彻底，在切缘还存在肿瘤组织，这时医生会建议行前列腺癌的辅助内分泌治疗或放疗，目的是治疗切缘残余病灶、残余的炎性淋巴结、微小转移病灶，提高长期存活率。

根治性前列腺切除术有哪些并发症

根治性前列腺切除手术整体并发症发生率在经验丰富的术者中低于 10%，仔细选择患者和进行术前详细的心肺功能评估，能使围手术期死亡率大大降低。而根据手术并发症发生时间的不同,可分为术中并发症和术后并发症两种类型。术中并发症主要包括:出血、直肠、血管、输尿管和神经损伤等。术后近期的并发症包括:术后出血、淋巴漏、导尿管脱落、肺栓塞等,术后远期并发症包括:尿失禁、阴茎勃起功能障碍、尿道狭窄等。

前列腺癌转移了还能手术切除吗

前列腺癌是世界范围内老年男性非常常见的恶性肿瘤之一,部分患者在初诊时即有转移。以往对于已有转移的前列腺癌患者,其治疗方案以保守治疗为主,但针对转移灶很少(寡转移)的前列腺癌患者能不能进行局部根治性手术来提高疗效呢?

前列腺癌转移了是否还能手术,需要根据患者的病情进展等多个方面综合分析,并与患者沟通之后决定。那么什么是前列腺癌的寡转移呢?早在20世纪90年代就有学者提出前列腺癌寡转移的概念,认为前列腺癌寡转移是介于局限性疾病到广泛转移的一种中间状态,是疾病开始无法局限在前列腺内,而出现了前列腺外的侵犯,但尚未形成广泛转移的阶段。目前针对前列腺癌寡转移的研究一般将前列腺癌转移数目限制在3个(也有研究限定在5个)以内并且限于骨转移,如果有内脏转移则不属于寡转移。

既往研究发现即使在接受6个月标准的内分泌治疗后,根治性前列腺癌标本内依然含有100%活性的前列腺癌细胞,这说明单纯依靠内分泌治疗无法完全控制原发灶内的肿瘤活性，而根治性治疗则可以明确去除原发灶的活性肿瘤细胞，使得患者的肿瘤负荷有更好的控制效果。还有人利用建立原发灶可切除的转移性前列腺癌肿瘤模型，并通过对小鼠原发灶的切除观察肿瘤灶的变化。结果发现在对原发灶进行切除手术后，手术组小鼠的转移灶大小较对照组(不切除原发灶)明显缩小且数目减少。这些研究从一定程度上说明，针对原发灶的手术治疗可以大幅减少患者的肿瘤负荷，降低肿瘤进一步发展的可能性，为转移性前列腺癌的局部治疗提供了一定的理论支持。

因此随着前列腺癌肿瘤治疗学的进展，一有转移就不能手术的概念已经过时。如果前列腺癌是寡转移，全身其他部位的转移灶比较少，并且患者状况比较稳定，前列腺盆腔局部经过严谨评估处于可切除的状态下，还是有手术的机会。因为虽然前列腺癌有转移，但是主要的肿瘤负荷还是在前列腺局部，前列腺切除后，不仅可以改善前列腺局部的排尿症状，也为后期的综合治疗打下基础。

前列腺癌可以做经尿道电切手术吗

前列腺癌患者是可以做经尿道电切手术，但是由于其并不是根治性手术，因此主要适用于晚期前列腺癌患者出现了膀胱出口梗阻，为了解除梗阻，恢复患者自然排尿而实施的姑息性手术。也有学者认为其联合全身系统的抗肿瘤治疗对患者的总体预后是有益的。

什么是前列腺癌内分泌治疗

内分泌治疗就是应用药物或手术降低雄激素水平的一种治疗方法。早在 1941 年，Huggins 和 Hodges 发现了手术去势和雌激素可延缓转移性前列腺癌的进展，并首次证实了前列腺癌对雄激素去除的反应性，前列腺癌的激素治疗在 20 世纪 50 年代后广泛地开展起来，至今已有 70 余年历史。1967 年 Huggins 和 Hodges 荣获诺贝尔医学奖。

内分泌治疗的目的是降低体内雄激素浓度、抑制肾上腺来源雄激素的合成、抑制睾酮转化为双氢睾酮或阻断雄激素与其受体的结合，以抑制或控制前列腺癌细胞的生长。

内分泌治疗的方法包括：①去势；②最大限度雄激素阻断；③间歇内分泌治疗；④根治性治疗前新辅助内分泌治疗；⑤辅助内分泌治疗。

什么情况下进行前列腺癌内分泌治疗

前面已经提到如果医生综合判断患者不能接受根治性手术就应进行内分泌治疗。总结其适应证如下：①转移前列腺癌，包

括 N_1 和 M_1 期(去势、最大限度雄激素阻断、间歇内分泌治疗)。②局限早期前列腺癌或局部进展前列腺癌,无法行根治性前列腺切除或放射治疗。③根治性前列腺切除术或根治性放疗前的新辅助内分泌治疗。④配合放射治疗的辅助内分泌治疗。⑤治愈性治疗后局部复发,但无法再行局部治疗。⑥雄激素非依赖期的雄激素持续抑制。

什么是激素全阻断治疗

雄激素全阻断治疗是内分泌治疗中的一种,又称最大限度雄激素阻断(maximal androgen blockade, MAB)。MAB 是指应用手术或药物治疗,最大限度地去除或阻断睾丸来源、肾上腺来源以及重量自身产生的雄激素。目前常用的方法为去势加抗雄激素治疗以及联合新型内分泌治疗药物。

治疗前列腺癌的药物主要有哪些

治疗前列腺癌的药物主要分为抑制雄激素分泌(药物去势)、抗雄激素受体拮抗剂、雄激素合成抑制剂和化疗 4 类药物。其中,抑制雄激素分泌的药物即药物去势,主要包括 LHRH 类似物和 LHRH 拮抗剂。前者的作用机制在于 LHRH 的持续作用可使垂体前叶的 LHRH 受体脱敏,抑制黄体生成素(LH)的分泌，进而抑制睾丸的睾酮生成。通常在用药后2～4周睾酮可达到去势标准(<50 ng/ml)。LHRH类似物在使用初期会使血LH和FSH水平先升高，进而使睾酮水平升高，这一现象被称为"反跳现象"，通常出现在用药后2～3天，持续10～20天。"反跳现象"有可能会导致或加重原来的症状。如骨痛加重、尿路梗阻症状加重或导致脊髓压迫而引起下肢瘫痪等。目前临床上主要的代表药物有亮丙瑞林、戈舍瑞林和曲普瑞林等。LHRH拮抗剂可以竞争性地结合垂体中的LHRH受体，在给药后的24 h内即可将LH水平降低84%，而睾酮水平则在给药后2天、4天和28天分别下降24.5%、60.5%和98.1%。LHRH拮抗剂的直接拮抗活性避免了"反跳现象"的出现，因此无须联用抗雄激素药物。其代表药物有阿巴瑞克和地加瑞克等。

抗雄激素受体拮抗剂分为甾体类和非甾体类。前者是羟孕酮的合成衍生物，主要有乙酸环丙孕酮、醋酸甲地孕酮和醋酸甲羟孕酮，由于其有显著的副作用，目前已不被指南推荐为一线的内分泌治疗药物。非甾体类抗雄激素受体拮抗剂是目前最主要的抗雄激素类药物，主要包括氟他胺、比卡鲁胺、尼鲁他胺、恩杂鲁胺和阿帕他胺等。

雄激素合成抑制剂是近年来新研制的一种靶向雄激素轴的新型内分泌治疗药物，通过抑制细胞素CYP17酶复合体而阻断体内睾丸、肾上腺、前列腺肿瘤组织中睾酮的生成，其代表药物是阿比特龙。

化疗药物有：磷酸雌二醇氮芥(雌莫司汀，EMP)、米托蒽醌、多西他赛和卡巴他赛。磷酸雌二醇氮芥是由氮芥与雌二醇通过氨基甲酸酯相连组成，它可通过类固醇受体特异性地把药物引向靶细胞以释放出抑制癌细胞的烷化功能。米托蒽醌为一种蒽醌抗肿瘤新药，其结构及抗癌作用与阿霉素相近，因其无氨基糖结构，不产生自由基，且有抑制脂质过氧化作用，故对心脏毒性较低。其作用机制表明，米托蒽醌为细胞周期非特异性药物，因它可杀灭任何细胞周期的癌细胞，增殖与非增殖细胞均受到抑制。多西他赛和卡巴他赛为紫杉醇类抗肿瘤药，通过干扰细胞有丝分裂和分裂间期细胞功能所必需的微管网络而起抗肿瘤作用。多西他赛可与游离的微管蛋白结合，促进微管蛋白装配成稳定的微管，同时抑制其解聚，导致丧失了正常功能的微管束的产生和微管的固定，从而抑制细胞的有丝分裂。

什么是去势抵抗性前列腺癌

几乎所有的前列腺癌起初都对雄激素剥夺治疗敏感，称为去势敏感性前列腺癌。而去势抵抗性前列腺癌是指经过初次持续雄激素剥夺治疗(ADT)后疾病依然进展的前列腺癌。应同时具备以下条件：①血清睾酮达去势水平(<50 ng/dl 或 1.7 nmol/L)。②间隔 1 周，连续 3 次 PSA 上升，且较最低值升高 50%以上。

去势抵抗性前列腺癌如何治疗

内分泌治疗可以使大多数前列腺癌患者的病情得到控制和

改善，但在经过中位时间为14～30个月的缓解期后，一旦进入去势抵抗阶段，治疗将变得非常棘手，尽管目前有多种治疗手段，但总体效果均不是很理想。去势抵抗性前列腺癌的一线治疗药物主要有阿比特龙、恩杂鲁胺、多西他赛化疗、Sipuleucal-T肿瘤疫苗。二线治疗药物有卡巴他赛、米托蒽醌、雌二醇氮芥以及一些免疫治疗药物和分子靶向治疗药物。

前列腺癌可以选择放疗吗

前列腺癌的放疗也是主要的治疗方法之一，包括对局限性前列腺癌的根治性放疗、根治性手术后的辅助放疗以及对转移性前列腺癌的姑息性放疗。

研究报道对于局部低危的前列腺癌患者根治性放疗和根治性手术两者术后无进展生存期无显著差异。然而相比较手术治疗，前列腺癌根治性放疗能够降低尿失禁和尿道狭窄的发生风险，同时也有机会在短期内保留勃起功能。但是治疗周期长是前列腺癌放疗的主要缺点。此外，如果放疗后出现肿瘤复发，挽救性根治性前列腺切除术比初始直接性根治性切除术发生并发症的风险要高很多。

对于前列腺癌患者接受了根治性手术切除，如果患者前列腺包膜受到侵犯、Gleason评分≥7分或者手术切缘阳性等，为了降低术后复发的概率需要辅助放疗。

前列腺癌最常见的转移部位是淋巴结和骨，转移病灶患者的治疗主要为内分泌治疗，根据病情及相关因素，放疗可以起到姑息性治疗作用，改善其局部控制率和缓解症状。对于去势抵抗性前列腺癌，局部放疗可以明显减轻转移引起的症状，延缓疾病的进展。

晚期前列腺癌骨转移该怎么办

晚期前列腺癌常发生骨转移，引起骨痛，所以对于有骨转移的前列腺癌的治疗目的主要是缓解骨痛、预防和降低骨相关事件(skeletal related events, SREs)的发生，提高生活质量，提高生存率。

治疗方法主要有：①药物治疗：唑来膦酸是第三代双膦酸盐，具有持续缓解骨痛，降低骨相关事件的发生率，延缓骨并发症发生的时间，是目前治疗和预防激素非依赖前列腺癌骨转移的首选方法。用法是唑来膦酸 4 mg，静脉 15 min 滴注，每 4 周一次。②放射治疗：体外放射治疗可改善局部和弥漫性骨痛。最常见的副反应为骨髓抑制。③镇痛药物治疗：世界卫生组织(WHO)已经制定了疼痛治疗指南，也适用于前列腺癌骨转移患者。

什么是前列腺癌的精准治疗

精准医疗是通过基因组学、蛋白组学等新技术手段，实现对疾病的精确诊断和精确分型，并在此基础上实施对特定患者的个体化、精准的治疗，是一种比较先进医学理念和医疗模式。精准医疗与传统的基于疾病症状和体征分类方式不同，它是建立在分子层面上对疾病发生、发展、转归的深入理解。前列腺癌的精准治疗就是通过基因检测的手段将不同分子类型的前列腺癌患者区分开，从而以此为依据选择靶向治疗药物。例如通过基因检测发现有 DNA 损伤修复基因突变，那么就可以使用相关的多聚腺苷二磷酸核糖聚合酶 PARP 抑制剂奥拉帕利治疗。

前列腺癌的预防和日常保健

如何预防前列腺癌的发生

我国，前列腺癌的患病率虽低于国外，但随着我国人口的老龄化及人民生活水平的提高，前列腺癌的发病率有增长的趋势。华中科技大学同济医学院的研究发现，家庭收入低、出生于农村、吸烟、饮酒、离婚(丧偶)、经常饮牛奶、多吃蛋类和猪肉，是我国居民患前列腺癌的主要危险因素，而多吃蔬菜、水果和豆类食品，多饮绿茶则是重要的保护因素；我国居民对前列腺癌的预防应采取以饮食和行为干预为主的综合性措施。

大豆作为一种饮食成分对降低前列腺癌的发病率起到重要作用。大豆富含异黄酮类化合物，具有抗增殖效应，能够抑制良性和恶性前列腺上皮细胞生长，下调雄激素相关基因表达，并能够在动物模型中减缓肿瘤生长。

研究表明维生素A和胡萝卜素可预防前列腺癌的发生。维生素A的类似物，特别是在西红柿中发现的番茄红素，可降低前列腺癌的危险。维生素D可抑制人类前列腺癌细胞的侵袭性，它对正常前列腺组织的生长和分化均起着重要作用。提高血液中维生素D的代谢物可大大降低前列腺癌的危险性，尤其对老年人作用更明显。

另外，补充维生素C和B_6也很重要。维生素C是最典型的抗氧化剂，能抑制前列腺癌细胞的分化和生长，维生素B_6及B_{12}也可降低前列腺癌发生的危险性。维生素E也是一种重要的抗氧化物，可降低前列腺癌的危险。而大量资料还表明上述维生素之间有协同作用，如维生素D和A在功能上相互作用，比之单独作用对前列腺癌的治疗更为有效。

前列腺癌患者日常有哪些注意事项

前列腺癌患者日常需要注意以下几个方面：①要保持积极乐观的心态。想要战胜疾病，保持积极的心态是必不可少的。而且，情绪和精神状态对前列腺癌的病情有着较大的影响。一般来说，患者保持心情愉悦或工作投入时，疾病带来的疼痛感会有所减轻，甚至被忽略。反之，患者会对疼痛会尤为敏感。②要保持良好的生活习惯。在日常生活中，患者应当保持规律的作息时间，以保证充足的睡眠，以免无规律的生活或过度疲劳引起免疫力下降。在饮食方面，要注意忌口，避免酗酒和食用辛辣刺激食物，多饮水、勤排尿。在运动方面，可以适度散步、慢跑、做体操等，要避免太剧烈的活动。③要定期复查与医生进行交流沟通。前列腺癌患者的治疗是一个漫长的过程，且治疗中也会根据药物治疗的效果或者药物的不良反应进行相应调整，因此需要和医生一直保持密切的沟通，以求达到最佳的治疗效果。

尿道肿瘤

尿道肿瘤的基础知识

尿道是一个什么器官

男性尿道起自膀胱颈，贯穿前列腺、尿生殖膈，止于阴茎的尿道外口，是排尿与排精的同一管道。在成人长 16～20 cm，自然状态下呈“S”形弯曲，全长自内向外可分为前列腺部、膜部、球部和阴茎部。临床上常将前列腺部与膜部尿道称为后尿道，球部及阴茎部尿道称为前尿道。

1. 尿道前列腺部

自尿道内口（膀胱颈）穿过前列腺达尿生殖膈上筋膜，止于尿道外括约肌，长 3～4 cm，由前列腺包围，在尿道后壁中线有一纵行隆起为尿道嵴，嵴的中部突起成圆丘，即精阜。其上正中有隐窝，称前列腺囊。囊的两侧分别有一个射精管的开口，在精阜两旁的沟中有 12～24 个前列腺管的开口。

2. 尿道膜部

位于尿生殖膈上、下筋膜之间，穿过尿生殖膈的一段尿道，长 1.2～2 cm，在会阴深袋中，由尿道外括约肌所围绕，是尿道的固定部,能有意识地控制排尿,是尿道最狭窄的部分。此处尿道既固定又较薄弱,在用尿道器械进入膀胱的操作过程中易受损伤。

3. 前尿道

又可分为球部、阴茎体部及阴茎头部尿道。自尿生殖膈下筋膜至尿道外口的一段尿道,长约 15 cm,全长由尿道海绵体包绕,故又称尿道海绵体部。阴茎体部尿道附着于两个阴茎海绵体之间腹侧的浅沟中。球部尿道即球海绵体尿道,从膜部尿道远端到阴茎悬韧带水平,是与膜部尿道相接处管腔最大的尿道,球部尿道近端管腔较远端大,有尿道球腺的导管在此开口,包绕尿道的尿道海绵体肌在此增厚形成球海绵体肌,愈接近近端增厚愈明显,使近端的收缩功能增强。球海绵体肌收缩时压迫球部尿道,将滞留的精液排出。球部尿道从耻骨下经过,形成弯曲,位置较固定。阴茎头部尿道由冠状沟平面至尿道外口,腔内扩大称舟状窝,前端是尿道外口,呈纵行裂隙,其功能是把近端尿道流来的较细、流速较快的尿流,转变为流速慢、压力高的尿流。

女性尿道的结构相较于男性比较简单,位于耻骨联合后方、阴道前壁下部之前,由膀胱内口向前下方穿过尿生殖膈,开口于阴道前庭,周围由筋膜固定,全长 3～5 cm,直径 1 cm,尿道外口处最细。女性尿道可分为近、中、远三段,但非等分。

尿道有哪些血液供应

前尿道的动脉是阴部内动脉、尿道球动脉及尿道动脉的分支。后尿道的血供来自膀胱下动脉的前列腺支,并有直肠下动脉的痔中动脉及阴部内动脉的分支,它们之间有吻合支。前尿道的静脉回流至阴部内静脉,再至髂内静脉。后尿道的静脉回流至膀胱前列腺静脉丛。

女性尿道近段由膀胱下动脉供血,中段为阴道动脉分支,远段由阴部内动脉供应。静脉回流到膀胱阴道旁和阴部内静脉丛。

尿道有哪些淋巴与神经

尿道的淋巴十分丰富,淋巴管起源于尿道黏膜下淋巴网。淋巴网分布于尿道全程,在舟状窝特别丰富。淋巴液经小管往近端汇流,全部集中至阴茎和球膜部尿道淋巴干。阴茎腹侧表面的淋巴管绕过阴茎海绵体,在背侧与来自阴茎头部的淋巴管汇合。前尿道引流至腹股沟浅淋巴结,进而至腹股沟深淋巴结,并沿髂外淋巴结向上引流。后尿道淋巴引流至髂外淋巴结、闭孔淋巴结及盆腔淋巴结。

尿道的感觉来自尿道黏膜下的结缔组织中的神经末梢,通过阴茎背神经传入中枢。尿道的神经支配为阴部神经、生殖股神经及交感神经。

尿道肿瘤有哪几种类型

尿道肿瘤是指可发生于男性和女性尿道的任何部位的尿道

肿物。根据肿瘤性质可分为尿道良性肿瘤(包括尿道息肉、尿道尖锐湿疣、尿道血管瘤等)和尿道恶性肿瘤即尿道癌。

尿道肿瘤的临床表现

尿道癌的流行病学如何

尿道癌是来源于尿道上皮及腺体的恶性肿瘤,临床上比较少见,其发病率不及全身恶性肿瘤的1%,大部分尿道癌继发于膀胱、输尿管或肾盂移行上皮癌。原发尿道癌更为少见,目前尚缺乏我国的流行病学资料。据美国流行病学资料显示,原发性尿道癌的发病率在整体人群中尚不到万分之一,且男性发病率明显高于女性,患者的发病年龄高峰在75～84岁,黑人发病率高于白人。男性尿道癌好发于尿道球、膜部(约60%),其次为尿道阴茎部(约30%)及尿道前列腺部(约10%)。

尿道癌有哪些症状

起病较为隐匿,早期可无任何症状。随着疾病的进展可出现无痛性肉眼血尿或尿道溢出脓血性分泌物,尿频、尿急、尿痛、尿线变细分叉、排尿费力等下尿路症状,会阴部疼痛不适,尿道周围脓肿或尿道阴道瘘等。

尿道肿瘤的诊断

尿道癌有哪些诊断方法

1. 体格检查

可发现尿道外口质硬肿块,表面可有溃疡及出血,有时误认为尿道肉阜。阴道双合诊检查可触及粗、硬的尿道或被肿瘤侵犯的阴道前壁。当肿瘤转移至腹股沟淋巴结时,双侧腹股沟处可触及肿大、质硬的淋巴结。

2. 辅助检查包括

(1) CT:可发现尿道肿块,检查盆腔淋巴结,判断分期。

(2) MRI:对尿道肿瘤的局部分期更为精确,同时对淋巴结和血管的分辨效果优于CT,特别适合对碘过敏的患者。

(3) B超:了解膀胱、肾脏及输尿管有无病变,进一步明确有无浅表淋巴结的肿大,特别是腹股沟淋巴结。

(4) 膀胱尿道镜检查及肿块活检:可直接观察病灶并取组织活检,明确肿瘤的病理类型和分级。

(5) 尿脱落法细胞学检查:初步了解肿瘤的性质。

(6) 尿道造影:可发现尿道狭窄、肿瘤、憩室、瘘管等。

什么是尿道息肉

尿道息肉可分为男性尿道息肉和女性尿道息肉，前者又可分为纤维性息肉和腺瘤性息肉。尿道纤维性息肉是单个、有蒂、先天性的良性肿瘤，多发生于幼儿，临床表现为尿道梗阻症状、血尿或遗尿。尿道腺瘤性息肉均长于前列腺尿道，多发生于中青年，常引起血精、血尿及尿道疼痛等症状。女性尿道息肉多发生于尿道外口，也可长于尿道其他部位，可表现为终末血尿及尿道滴血。诊断可结合临床表现、尿道造影、尿道镜检及病理组织学检查明确。

什么是尿道尖锐湿疣

尖锐湿疣是由人乳头瘤病毒引起的性传播疾病，多见于冠状沟，尿道尖锐湿疣少见。根据其病变部位区分，80%发生尿道外口，20%发生近端尿道。通常情况下，由于黏膜免疫系统的存在，即使暴露在病毒中，感染的风险被降低。尿道炎及包皮环切术是阴茎皮肤尖锐湿疣发展为尿道尖锐湿疣的风险因素。尿道侵入性操作也增加患病风险。多数患者通过治疗得以好转，极少数进展引起生殖器穿孔及膀胱肿瘤等严重并发症。

尿道肿瘤的治疗

尿道肿瘤有哪些治疗方法

1. 手术治疗

(1) 肿瘤局部切除术:适用于低分期、浅表、孤立的小肿瘤,可采用经尿道电切或激光切除,但易复发。

(2) 尿道部分切除术:适用于病变局限于黏膜或黏膜下层的前尿道癌。术中应行冰冻切片检查,确定尿道端及周围组织有无肿瘤残存,必要时扩大手术切除范围。

(3) 根治性切除术:近段尿道癌或全尿道癌发现常较晚,需行根治性切除,对于男性患者需要切除阴茎、前列腺、膀胱及盆腔淋巴结;对于女性患者需要切除部分阴道、子宫以及膀胱、尿道和盆腔淋巴结。

2. 放射治疗

有外照射和组织内照射,低分期的小肿瘤放疗满意,较大的、高分期的后尿道癌放疗效果不佳,常见并发症有尿道狭窄、局部坏死、外阴脓肿、放射性盆腔炎等。

3. 化学治疗

多用于姑息治疗,效果不确定。

4. 综合治疗

综合应用手术、放疗和化疗等治疗方法，特别适合晚期尿道癌患者。

尿道息肉如何治疗

无临床症状者可不需治疗。对体积较大、影响正常排尿的尿道息肉可手术切除。对男性后尿道息肉的手术治疗主要为内镜切除，包括经尿道膀胱镜尿道息肉电切术或激光切除术。

息肉切除术后的随访检查：病理为良性病变者术后第一年随访复查一次，如检查阴性者则每3年随访复查一次。多发息肉或伴不典型增生、可疑恶性病灶者，建议3～6个月随访复查一次，阴性则为1年随访复查一次。

尿道尖锐湿疣如何治疗

1. 药物治疗

(1) 抗病毒药物治疗：目前主要是以大环三萜类为主，可杀死潜藏在皮肤黏膜中的HPV病毒，特点是疗程长，疣体脱落比较慢，但复发率很低。

(2) 腐蚀剂或消毒剂：常用30％～50％三氯醋酸或二氯醋酸或18％过氧乙酸，点涂局部，用于龟头、肛周湿疣，每日或隔日一次。消毒剂可用20%碘酊外涂，或2.5%～5%碘酊注射于疣体基部或用新洁尔灭外涂，或以0.1%～0.2%外敷。

2. 手术治疗

(1) 手术治疗：对于单发、面积小的湿疣，可手术切除；对于巨大湿疣，可用Mohs氏手术切除，手术时可用冷冻切片检查损害是否切除干净。

(2) 冷冻疗法：利用－196 ℃低温的液体氮，采用压冻法治疗湿疣，促进湿疣组织坏死脱落，可行1～2次治疗，间隔时间为1周。

(3) 激光治疗：通常用CO_2激光，采用局麻下烧灼法治疗湿疣。对单发或少量多发湿疣可行一次性治疗，对多发或面积大的湿疣可行2～3次治疗，间隔时间一般为1周。

尿道肿瘤的预防和日常保健

尿道肿瘤的发生与哪些因素有关

尿道肿瘤的发生较为少见，其发病原因包括先天性因素所致，性传播疾病反复发作导致的慢性炎症，尿道炎、尿道狭窄以及HPV16病毒感染导致的尿道鳞状细胞癌等。因此，日常生活中应该避免上述有害因素的接触，可在一定程度上预防尿道肿瘤的发生。

尿道肿瘤患者日常有哪些注意事项

由于尖锐湿疣是由人乳头状瘤病毒感染所引起的性传播疾病,因此对于尿道尖锐湿疣的患者手术切除瘤体只是治疗的一部分,术后仍需要抗病毒治疗,预防肿瘤的复发。而对于尿道恶性肿瘤的患者术后需要严密的随访,随访由于尿道局部肿瘤的复发,浅表淋巴结的肿大,以及肺脏、肝脏等内脏器官的转移等。

阴茎肿瘤

阴茎肿瘤的基础知识

阴茎是一个什么器官

阴茎是男性泌尿及生殖系统的重要部分，也是男性最主要的性器官。成年男性阴茎勃起后的长度一般为 7～16 cm。国外学者认为成年男性阴茎松弛状态时大于 4 cm 或勃起时大于 7.5 cm 均属正常阴茎长度。阴茎主要由左右各一的阴茎海绵体和其下方的尿道海绵体组成，分为头、体及根部三部分(图 18)。

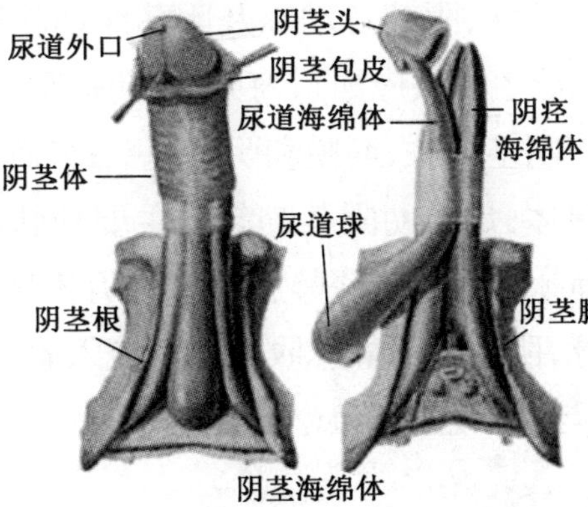

图 18　阴茎解剖示意图

阴茎海绵体是一对血管性海绵体组织，两者在前 1/3 处互相连接。近端两个阴茎脚分别固定在两侧耻骨支上，为坐骨海绵肌所附着。尿道海绵体位于阴茎中轴的腹侧，从尿生殖膈至尿道外口，围绕尿道的海绵体部，末端膨大成阴茎头。阴茎的悬垂部分长度 10～15 cm。阴茎的皮肤与下腹壁的皮肤相延续，延展到阴茎头，并在冠状沟处折叠附着形成包皮。

阴茎的筋膜由浅至深依次为阴茎浅筋膜、阴茎筋膜、白膜。

阴茎由两个韧带支撑：悬带状韧带和三角状韧带。

阴茎海绵体由网络状海绵体小梁和小梁间隙构成。

阴茎有哪些血液供应

阴茎血液供应主要由阴部内动脉供应。阴部内动脉分出三条分支为阴茎球动脉、阴茎背动脉及阴茎深动脉供应阴茎不同部分。阴茎球动脉主要供应尿道海绵体，包括阴茎龟头部分；而阴茎背动脉供应阴茎皮肤、筋膜和阴茎龟头；最后阴茎深动脉主要供应阴茎海绵体，是协助阴茎勃起的主要动脉。阴茎静脉主要由阴茎背浅静脉和阴茎背深静脉组成。阴茎背浅静脉收集血液流入髂外静脉，阴茎背深静脉收集血液流入髂内静脉，两者间有较多的侧支，与动脉系统相似。

阴茎有哪些淋巴与神经

阴茎的淋巴管分为浅、深两组。浅淋巴管收集包皮、阴茎皮肤、阴茎皮下组织及阴茎筋膜的淋巴。淋巴管有4～8条，以5条较为多见，与阴茎背浅静脉伴行，至阴茎根部向上经耻骨联合和皮下环前方，呈弓状弯曲，继而向下注入左右腹股沟下浅淋巴结。在阴茎两侧的淋巴管行向外与阴部外浅静脉伴行，也注入腹股沟浅淋巴结。深淋巴管收集阴茎头和阴茎海绵体的淋巴，淋巴管经阴茎筋膜的深面，与阴茎背深静脉伴行，注入腹股沟深淋巴结，再经股管至髂外淋巴结。此外，阴茎的淋巴管也有直接注入髂内淋巴结者。

阴茎的感觉神经主要来自第2、3、4骶神经，经阴部神经的阴茎背神经到达阴茎。阴茎背神经穿经骨盆横韧带下缘及阴茎系韧带内侧至阴茎背部，在阴茎背动脉的外侧行向阴茎头，分支分布于阴茎皮肤、包皮、阴茎头及海绵体。另外，髂腹股沟神经分支在阴茎底部也供应阴茎皮肤。

阴茎的交感神经和副交感神经来自盆丛，在前列腺后侧沿血管神经束内下行，穿过尿生殖膈后，沿血管分布于阴茎海绵体。交感神经包括阴茎海绵体大、小神经，分布于阴茎，并形成阴茎海绵体丛；副交感神经主要来自盆内脏神经，是阴茎勃起的主要神经，故名勃起神经。阴茎海绵体既含有胆碱能神经和肾上腺素能神经，又有血管活性肠多肽能神经。

阴茎肿瘤有哪几种类型

阴茎肿瘤是指阴茎头部表面丘疹、结节、疣状等坚硬物，溃后如翻花。阴茎肿瘤绝大部分起源于阴茎表皮。依肿瘤性质可分为良性肿瘤(阴茎囊肿、血管瘤等)，癌前期病变(乳头状瘤、阴茎皮角、阴茎黏膜白斑、巨大尖锐湿疣等)和恶性肿瘤(阴茎癌、阴茎肉瘤)。

阴茎癌的临床表现

阴茎癌的流行病学如何

阴茎癌在世界各地均有流行。由于地理、生活习惯、经济状况的不同，阴茎癌在各地的发病率悬殊。亚、非、拉发展中国家，阴茎癌的发病率比较高，欧、美发达国家发病率比较低。美国阴茎癌约占全部癌肿的0.1%，占男性癌的1%；英国为所有癌肿的0.5%，男性癌的0.95%，男性泌尿生殖系统癌肿的2.5%；苏联占男性癌的0.65%。而墨西哥、越南、缅甸、锡金、印度、斯里兰卡及拉丁美洲以波多黎联邦等地发病率较高，占男性癌的10%以上。

我国是阴茎癌高发地区之一，截至20世纪50年代后期，我国国民阴茎癌发病率较高。随着年代的变迁、经济状况和卫生条件的好转，阴茎癌在我国的发病率变化很大。中华人民共和国成立前，由于广大体力劳动者经济状况差、无讲究卫生的条件，阴茎癌相当多见。中华人民共和国成立后，人民的生活水平逐步提高，加强了卫生知识的宣传，提倡和推广了早期施行包皮环切和及时治疗癌前期病变等预防措施，阴茎癌的发病率迅速下降，约每 10 年递降 10%，现已成为少见的恶性肿瘤。我国阴茎癌的平均发病年龄 50 岁左右，发病高峰年龄为 41～60 岁。

阴茎癌有哪些症状

阴茎癌早期表现颇不一致，常见的有小结节、小溃疡、乳头状疣块、红斑、白斑等。这些早期表现多在包皮环切术后方可看到。多无明显自觉症状，少数患者有轻度不适、刺痒、疼痛、少许分泌物及性交时摩擦不适感。常不被患者所注意，临床医师也常误诊为一般炎症而忽略。

早期病变如得不到适当处理，病情逐渐发展，疣状结节增大或溃疡扩大、加深，出现包皮紧张、变薄、发亮。包皮外口分泌物变稠，量增多。肿块或溃疡边缘可露出包皮外口。扪之阴茎头增大、变硬、形态失常或触及边界不清之肿块，包皮内、外板浸润固定。若发生感染则局部肿胀、压痛明显。进而，癌肿穿破包皮，出现菜花状、乳头状、蕈状瘤块或癌性溃疡，伴有恶臭味分泌物等阴茎癌之典型表现。临床所见大多为此期患者。局部检查，癌肿可局限于阴茎头部或累及阴茎体部远段，表面覆盖一层脓性分泌物或结痂，组织脆弱，易出血。就诊时腹股沟淋巴结肿大，可为单侧或双侧，多数继发于阴茎部病变感染所致淋巴结炎性肿大，扪之质地较软，有压痛。肿瘤转移性淋巴结扪之质硬，形态不规则，无压痛，约占25%。

病程晚期，癌肿可浸润阴茎大部或全部，甚至阴囊、阴囊内容物及耻骨前区组织也被浸润，而出现巨大癌性肿块。阴茎远段，可因血液供应不良而坏死、脱落，以致阴茎无法辨认或缺如，局部剧痛难忍。浸润尿道海绵体后出现排尿疼痛、不畅、尿线变细及融合固定，甚至破溃。阴茎部和腹股沟区血管可被侵蚀破裂，发生大出血。腹股沟区、会阴部及下肢可见淋巴性水肿。可发生股静脉血栓形成，下肢坏疽。盆腔转移出现下腹部肿块，浸润或压迫骶神经而出现神经根性疼痛，功能障碍。若发生肝、肺、骨及脑等远处转移，而出现相应的表现。患者出现全身功能衰竭，精神萎靡，食欲不振，乏力、极度消瘦、贫血等恶病质征。

阴茎癌的诊断

阴茎癌有哪些诊断方法

阴茎癌本质上属于皮肤癌，理论上容易早期发现和早期诊断，并早期治疗，但临床上延误诊断和治疗的情况并不少见。但常因有包茎或未及时就医，容易延误诊断。如果在阴茎头或包皮存在溃疡或肿块，经 10～14 天抗生素治疗无效，应怀疑阴茎癌。有些阴茎头的肿块或溃疡不能明确诊断时应行活体组织检查。阴茎癌可出现腹股沟淋巴结转移，可摸到表浅淋巴结肿大，因淋巴结炎的发病率甚高，所以需通过活体组织检查或淋巴造影术方能确定。转移癌淋巴结往往坚硬，固定，无压痛，在原发病灶已经切除或经过抗生素治疗仍不缩小，位于大隐静脉进入股静脉上内侧的淋巴结肿大，多数是阴茎癌转移的部位，应引起重视。

阴茎癌是如何分级的

阴茎癌的分级主要是依据肿瘤细胞的分化程度，目前定义如下。

Gx：分级不能确定；G1：分化良好；G2：中分等分化；G3：分化差(或高级别)。

阴茎癌细胞病理分级对评价肿瘤的恶性程度有很重要的意义，肿瘤细胞分级越高，分化越差，肿瘤的恶性程度越高，越容易复发和转移，患者的预后越差。

阴茎癌是如何分期的

阴茎癌临床分期主要是依据活检结果、体检发现和影像学检查来综合判断。目前临床上常用的是美国癌症联合委员会

(AJCC)的TNM分期系统。2017年版AJCC阴茎癌TNM分期系统引用了来自我国中山大学附属肿瘤医院的研究数据(T指原发肿瘤本身,N代表区域淋巴结,M代表远处转移)。采用TNM分期系统进行分期后的记录方法,如为临床分期则用cTNM表示,如为病理分期则用pTNM表示。

阴茎癌的治疗

阴茎癌的治疗原则是什么

既要根治肿瘤又要尽量保持性功能,此对年轻患者或未婚青年尤为重要。

Ⅰ、Ⅱ期患者既可选择手术又可选择放射治疗,两者的治疗效果是一样的,但放疗在保留阴茎的完整和性功能方面则比手术要好得多。

Ⅲ期患者根治性手术比放疗要彻底,效果较满意一些。

对Ⅳ期患者,有人不主张手术。放疗或化疗的效果都不好,只有减轻症状的作用。

阴茎癌有哪些治疗方法

阴茎癌的治疗主要是外科治疗,也是目前主要的治愈手段,如外科治疗不能控制阴茎癌，肿瘤进展，患者多于2年内死亡，几乎没有可以生存5年者。阴茎癌的治疗包括原发灶的处理和腹股沟淋巴结以及盆腔淋巴结转移灶的处理。治疗方法包括局部治疗和全身治疗。局部治疗手段有手术切除、激光灼除、放疗和冷冻等，全身治疗有化疗、分子靶向药物治疗和免疫治疗等。

什么时候应该行阴茎部分切除术

阴茎部分切除术治疗阴茎癌原发灶效果肯定，最为常用。适用于：①位于阴茎头、包皮、冠状沟及阴茎体远端的Ⅰ～Ⅱ期阴茎癌；②侵及阴茎体的Ⅲ期阴茎癌，距肿瘤近缘2 cm切除后阴茎海绵体残留3 cm以上者；若年轻患者，阴茎海绵体残留2.5 cm者也可施行阴茎部分切除术，但需切除大部分阴囊，并用阴囊皮肤行阴茎尿道成形术。

什么时候应该行阴茎全切术

适用于浸润性阴茎癌，肿瘤累及阴茎一半以上，切除后不能保留有功能的残端，应行阴茎全切除和会阴部尿道重建。另外，阴茎部分切除术后残端癌复发、原发阴茎体恶性度较高的癌，也应行阴茎全切除术。

什么时候选择放疗

放疗对肿瘤的杀伤作用基于电离辐射的生物学效应。外照射放疗和间质内放疗是目前治疗阴茎癌原发灶的有效方法。放疗适应证如下。

(1) 早期阴茎癌:小于 4 cm 的 T1 和 T2 鳞状细胞癌患者,无远处转移或淋巴结转移,可选用外照射放疗或近距离放疗技术。

(2) 年轻患者仅行局部肿瘤切除,拒绝扩大切除的患者,术后行辅助性放疗减少复发风险。

(3) 阴茎全切术后有残端复发可能的患者,在术前术后均推荐放疗。

(4) 无手术指征晚期患者,放疗可作为姑息性治疗。

什么时候选择化疗

单独化疗对阴茎癌疗效欠佳,多用于辅助治疗和综合治疗。全身化疗对阴茎癌有一定作用,但仅作为综合治疗的一部分(新辅助化疗或辅助化疗)或姑息性治疗在临床上应用,绝非根治性治疗。阴茎癌化疗包括腹股沟淋巴结清扫术或盆腔淋巴结清扫术前化疗,腹股沟淋巴结清扫术或盆腔淋巴结清扫术后化疗(即辅助化疗),晚期或复发肿瘤的姑息化疗,可以提高阴茎癌手术的治疗效果、提高保留阴茎手术的治愈率和延长患者生存期。

阴茎癌的预后和预防保健

阴茎癌的预后如何

阴茎癌预后与肿瘤的病理级别和淋巴结转移状态密切相关。单纯外科治疗或以外科治疗为主的综合治疗后,按病理分级阴茎癌患者的 5 年存活率:鳞癌 G1 为 99.1%, G2 为 84.9%, G3 为 44.4%。按临床分期阴茎癌患者的 5 年存活率: Ⅰ期为 95.8%, Ⅱ期为 77.8%, Ⅲ期为 47.8%, Ⅳ期为 0%。按腹股沟淋巴结转移状态来看,淋巴结阴性患者的 5 年存活率为 86%,淋巴结阳性患者为 50%。

阴茎癌的发生与哪些因素有关系

阴茎癌的确切病因至今未明,但临床上观察到阴茎癌患者多有包茎或包皮过长,以及在新生儿割礼(包皮环切)习俗的民族中阴茎癌罕见的现象,推测包茎或包皮过长与阴茎癌发病密切相关。在包茎或包皮过长且个人卫生习惯不良的情况下,包皮内板和龟头间形成的包皮垢合并感染或包皮垢刺激引起的慢性炎症反应，长期刺激可以诱发包皮内板或龟头皮肤的癌变。此外文献报道的阴茎癌发病相关因素还有：HPV 感染、性伴侣数目、暴露于烟草制品中和其他因素。其中研究显示在阴茎癌原发病灶中存在着多种 HPV 的 DNA 序列，而在正常包皮中检测不到这些 HPV 的 DNA。

有哪些预防阴茎癌的措施

阴茎癌发病与包茎和个人卫生不良密切相关，在婴幼儿和儿童时期处理包茎和包皮过长，改善个人卫生习惯，可以阻止绝大部分阴茎癌的发生，几乎能达到肿瘤一级预防(病因预防)的效果。因此加强阴茎癌基础知识的普及和男性个人卫生的宣教很有必要。包皮过长的成年男性应特别注意个人卫生，洗澡时应翻开包皮，将包皮内板和龟头清洗干净，或做包皮环切；有包茎的成年男性应尽早做包皮环切，术后定期体检，如有异常及时医院就诊，做到早发现早诊断早治疗。对于婴儿和儿童时期，父母在洗澡时可帮助孩子翻开包皮清洗，并教导男童养成良好的个人卫生习惯。

阴茎癌患者术后日常有哪些注意事项

阴茎癌患者如果行阴茎部分切除术，在术后的 3～5 天内，可服用镇静剂和己烯雌酚,防止阴茎勃起引起疼痛,也可达到止血的目的。术后远期需定期行扩张尿道外口,预防尿道狭窄发生。另外阴茎癌患者术后需要密切随访,及时发现复发或者转移病灶,进行相应的处理。一般情况下阴茎癌的患者术后前 2 年每 2～3 个月随访 1 次,第三年每 4～6 个月随访 1 次,三年以后则 6～12 个月随访 1 次,注意残端有无复发,有无浅表淋巴结肿大,并定期做胸、腹部 CT,以了解有无远处转移病灶。

阴囊肿瘤

阴囊肿瘤的基础知识与临床表现

阴囊肿瘤有哪几种类型

阴囊肿瘤是指发生于男性阴囊的肿物。根据肿瘤性质可分为阴囊良性肿瘤(包括阴囊表皮囊肿、阴囊皮脂腺囊肿、阴囊脂肪瘤等)和阴囊恶性肿瘤(阴囊鳞状细胞癌、阴囊炎性癌和阴囊基底细胞癌)。

阴囊肿瘤的流行病学如何

阴囊肿瘤是一种少见的恶性肿瘤。其中阴囊鳞状细胞癌是第一个被描述的职业病,主要多发于具有慢性致癌物质暴露的职业如石蜡和焦油、沥青、金属冶炼等。阴囊炎性癌属于一种罕见的皮肤肿瘤,发病率低。阴囊基底细胞癌属于基底细胞癌,发生在会阴区的概率仅为0.19%,极少见于阴囊。

阴囊鳞状细胞癌有哪些症状

阴囊鳞状细胞癌好发于阴囊前下方，多发病于左侧，晚期可累及双侧，最常见的表现为红斑性阴囊囊性结节或斑块，伴溃疡或瘙痒。溃疡破溃有血性分泌物渗出。一些干燥性病变则无渗出，但局部皮肤粗糙，表皮呈橘皮样改变，亦可增生呈菜花状。全身症状不明显，很少累及阴囊内容物或阴茎。

阴囊炎性癌有哪些症状

阴囊炎性癌好发年龄为50～70岁，进展缓慢。临床表现缺乏特异性，早期表现为皮肤发热、发红、瘙痒、水疱样皮疹。因搔抓可致局部皮肤渗液，随后结痂、脱屑。极易诊断为阴囊湿疹。病变迁延可形成局部陈旧性橘皮样斑块或导致溃疡，炎性渗出，伴恶臭。

阴囊基底细胞癌有哪些症状

阴囊基底细胞癌好发于50～76岁老年人，临床表现为一种缓慢生长的局部恶性肿瘤，可伴瘙痒，开始为在阴囊上出现丘疹、结节或斑块，病灶最初仅几毫米大小，继而逐渐增大并出现破溃发展形成溃疡，易被误诊为湿疹或皮炎，色素性基底细胞癌有黑色素时易被误诊为恶性黑色素瘤。

阴囊肿瘤的诊断与治疗

阴囊肿瘤有哪些诊断方法

阴囊癌的诊断目前尚缺乏明确的肿瘤标志物，常表现为皮疹和红斑、瘙痒，缺乏特异性的临床表现，常被误诊为湿疹或皮炎。在临床查体中，对生殖器的检查不像其他部位彻底，导致该病易被漏诊。对经久不愈的阴囊溃疡、皮炎等应高度警惕，不排除阴囊癌的可能性。其诊断目前主要依据患者的临床表现，局部病理活检是确诊的金标准。

阴囊鳞状细胞癌如何治疗

阴囊鳞癌的早期诊断、早期治疗很重要，早期应尽力争取手术切除。对于原发性肿瘤，多数专家建议病灶扩大切除 2 cm 以上。如果患者合并其他疾病不适合手术治疗或者肿瘤侵及淋巴结无法手术治疗时，CO_2 激光治疗、氟尿嘧啶、光动力疗法等治疗方式都可以考虑。若腹股沟淋巴结活检证实存在转移时才给予髂腹股沟淋巴结清扫，手术可在原发病灶切除后2～6周进行。术后可常规或对切除不彻底者、不宜行清除术者给予放射治疗，必要时给予化疗，但是效果不甚明显。辅助化疗亦被用于晚期和转移性疾病患者。

阴囊炎性癌如何治疗

阴囊炎性癌对放化疗均不敏感，早期活检确诊，及时行阴囊扩大切除术是治疗本病的关键。手术应切除阴囊皮肤全层，切除范围宜距病灶2 cm以上。手术中皮肤缺损可行皮肤松解后缝合。在淋巴结活检阳性时，2～3周再行淋巴结清扫术，同时切除腹股沟淋巴结阳性侧睾丸及精索。

阴囊基底细胞癌如何治疗

阴囊基底细胞癌的主要治疗为手术，切除范围包括病灶及其外周1 cm左右的正常皮肤。切除深度至少达到阴囊内的精索外筋膜层。术中常规行肿瘤病灶上、下、左、右以及基底部的切缘冰冻活检，以确保切缘阴性。

非手术治疗包括放射治疗、外用咪喹莫特乳膏及光动力学等方法。考虑到放射的潜在致癌性和长期治疗对美观的影响，对小于 60 岁患者不建议行放射治疗。咪喹莫特和光动力疗法仅用于直径小于 2 cm 的表浅病变治疗。

阴囊肿瘤的预防和日常保健

阴囊肿瘤的发生与哪些因素有关系

阴囊鳞状细胞癌是一种相当少见的阴囊恶性肿瘤,研究发现其发生可能与从事一些慢性致癌物质暴露的职业相关,如石蜡及焦油、沥青、车床、汽车制造与修理以及金属冶炼等。由于从事这些职业的工作人员缺乏相应的劳动保护,使其会阴、阴囊等部位长期接触或被各种粉尘及矿物油污污染沉积导致癌变。另外,紫外线照射也可以增加阴囊鳞状细胞癌的患病风险。而阴囊的基底细胞癌的发生可能与局部慢性皮肤炎症刺激、既往放射线治疗以及接触有毒物质有关。如慢性炎症可以造成阴囊局部长期瘙痒、潮湿的慢性皮肤刺激症状,从而造成基地细胞癌的发生。因此日常生活中要尽量保持阴囊局部清洁、卫生、干燥,及时治疗局部的炎症感染,避免长期接触有毒有害物质等,从而减少阴囊肿瘤患病的风险。

睾丸肿瘤

睾丸肿瘤的基础知识

睾丸是一个什么器官

睾丸位于阴囊内，左右各一。成人睾丸约 4.5 cm×2.5 cm×3 cm 大小，重约 12 g，睾丸产生精子和分泌雄性激素，精子先贮存于附睾，当射精时经输精管、射精管和尿道排出体外。睾丸是稍扁的卵圆形器官，表面光滑。其上端被附睾头遮盖，下端游离；

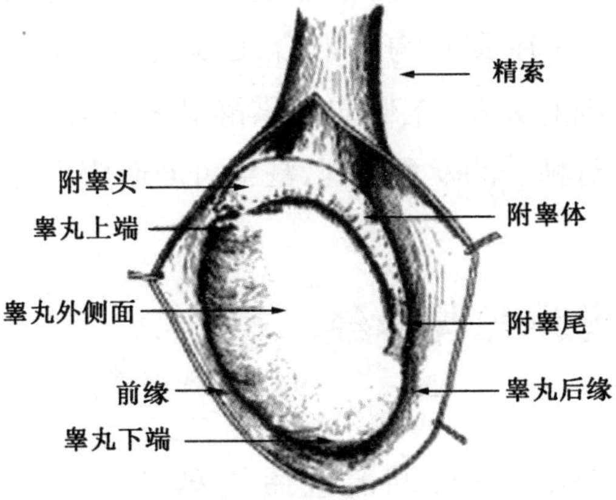

图 19　睾丸的形态

内侧面较平坦，与阴囊隔相贴，外侧面较隆凸，与阴囊壁相依；前缘游离，后缘有睾丸的血管、神经和淋巴管出入(图 19)。

睾丸内部可见放射状的结缔组织将睾丸分成 100～200 个椎体状的小叶。睾丸内有丰富的曲细精管网，其累计长度可达 255 m。曲细精管之间的结缔组织组成睾丸间质。

睾丸有哪些血液供应

睾丸的血液供应主要来源于睾丸动脉(又称精索内动脉)和输精管动脉。睾丸动脉主要营养睾丸和附睾。睾丸动脉沿途还分出输精管动脉和提睾肌动脉分支，补充睾丸和附睾的血供。

睾丸动脉内的血流比较慢，到达睾丸时温度已有所下降，有利于精子的发育。

睾丸的静脉回流则主要依靠蔓状静脉丛，它与睾丸动脉及输精管伴行。它在腹股沟区汇合成睾丸静脉(又称精索内静脉)。由于解剖的关系，左侧的精索静脉容易迂曲扩张，形成精索静脉曲张，对精子的发育不利，甚至可能造成不育。

睾丸有哪些淋巴与神经

睾丸及附睾的淋巴回流包括浅淋巴管丛和深淋巴管丛两组。

睾丸的淋巴回流比较特殊。左侧睾丸的淋巴回流不越过腹主动脉，但右侧睾丸的淋巴回流常到左侧。因此，左侧的睾丸肿瘤很少向右侧转移，而右侧的睾丸肿瘤则常常转移至左侧。

睾丸和附睾的神经支配主要来自肾丛，其中交感神经纤维来自脊髓的第10胸节，参与肾丛和腹主动脉丛，伴随睾丸动脉形成睾丸交感神经丛，分布于睾丸和附睾；副交感神经纤维主要来自腹下丛。

支配睾丸的体神经有两条：一条起自肾丛和腹主动脉丛，沿精索血管走行；另一条起自骨盆神经丛，与输精管关系密切。

睾丸肿瘤有哪几种类型

睾丸肿瘤的类型比较复杂。大致可分为原发性和继发性两大类。在原发性肿瘤中，又可分为生殖细胞瘤和非生殖细胞瘤。

睾丸的生殖细胞肿瘤是15～35岁男性最常见的恶性肿瘤。它包括精原细胞瘤、非精原细胞瘤(如胚胎癌、绒毛膜上皮癌和畸胎瘤等)及其他一些罕见的睾丸肿瘤。

睾丸的非生殖细胞瘤又称为性索/性腺间质肿瘤，包括间质细胞瘤、恶性间质细胞瘤、支持细胞瘤、颗粒细胞瘤及其他一些少见睾丸肿瘤。

美国2002年有7 500例新的病例被诊断出来。其中40％是精原细胞瘤，60%是非精原细胞瘤。只要处理好，85%的睾丸生殖细胞肿瘤可以治愈。

睾丸肿瘤的临床表现

睾丸肿瘤的流行病学如何

睾丸肿瘤仅占人体恶性肿瘤的1%。根据世界各地统计资料，其发病率存在明显的地区和种族差异，国外研究人员报告，丹麦、挪威、瑞士、新西兰等国发病率最高，约为3.2/10万；美国和英国次之，为(2.1～2.3)/10万；非洲和亚洲较低，我国为1/10万，乌干达则低至0.09/10万。近年来本病发病率在一些地区有增加趋势，据上海市肿瘤登记处的资料显示，上海地区在1978年至1989年的发病率平均为0.8/10万，但1988年高达1.1/10万。

睾丸肿瘤有哪些症状

睾丸位于体表，是人体中仅有的几个通过一般的体格检查就能发现肿瘤病变的器官。有65%的患者是以睾丸肿块就诊的，只有15%的患者是由医生查体发现的。睾丸肿瘤患者一般有以下一些症状。

1. 睾丸的无痛性增大

大部分患者是在无意之中发现自己的睾丸出现肿块的。肿块可以逐渐增大。从患者最初有异常感觉到出现典型症状需3～6个月。个别隐睾睾丸发生癌变时，会在腹股沟部或腹部出现无痛性肿块。少数患者是因为不育或其他原因到医院就诊时被意外发现有睾丸肿瘤的。

2. 睾丸增大伴疼痛

30%～40%的患者在睾丸增大的同时可以伴有轻微的坠胀感或钝痛。大约10%的患者表现为急性、突发性疼痛。有的患者表现为睾丸的小结节、肿块或发现睾丸变硬。

3. 男性乳房女性化

大约5%的睾丸肿瘤由于产生雌激素而使患者表现为男性乳房女性化。

4. 小儿性早熟

见于少数可以产生雄激素的间质细胞瘤。

5. 转移癌的症状

大约10%的患者有与转移有关的症状。根据转移的部位出现相应的症状，如肺转移时可出现咳嗽、气促、咯血、呼吸困难等症状；左侧锁骨上淋巴结转移可出现左颈部肿块；纵隔转移时因压迫食道而出现吞咽困难；腹膜后淋巴结转移可因侵犯腰肌及神经根而导致腰背痛；十二指肠后转移可致食欲不振、恶心、呕吐、消化道出血等；腔静脉梗阻可产生下肢水肿；晚期患者还可以出现体重下降、消瘦等症状。

睾丸肿瘤的诊断

睾丸肿瘤有哪些诊断方法

睾丸肿瘤的诊断一般比较容易。其诊断主要包括以下几个方面。

1. 体格检查

首先是睾丸的局部检查,包括睾丸大小、质地、硬度、形态等方面。最好先检查健侧睾丸,然后与患侧进行对照。如果在睾丸表面触及质地较硬的结节,或者用手托起睾丸时有沉重的感觉,那就有可能是肿瘤。由于睾丸位于体表,细心的患者自己都可以及时发现睾丸上的肿块,因此我们建议大家平时多一个心眼,留意自己睾丸上是不是有不正常的现象,一旦发现有异常情况,就应该及时就医。天冷的时候,由于阴囊皮肤收缩不便于检查,可以选择在洗热水澡时阴囊皮肤松弛的情况下检查,可以更容易发现问题。

2. B超检查

除了体格检查之外,最常用的方法当属B超检查。它不仅可以明确睾丸的肿块是实质性的还是囊性的,还可以了解实质性肿块的性质。精原细胞瘤在B超检查时可以表现为睾丸内低回声病变;非精原细胞瘤则表现为不均匀的回声。据此可以将两者鉴别开来。

3. X线检查

主要包括胸部的X线检查以发现肺部的转移病灶。骨盆的平片可以发现骨盆的转移性病灶。过去用于诊断腹膜后淋巴结转移的淋巴造影,现已极少使用。

4. CT及MRI检查

CT及MRI检查仅在病情比较复杂的病例使用,特别是在怀疑有腹膜后淋巴结转移的情况下使用。

5. 肿瘤标记物的检查

肿瘤标记物的检查对发现早期肿瘤具有十分重要的意义。可用于睾丸肿瘤诊断的肿瘤标记物主要有两种:甲胎蛋白(AFP)和人绒毛膜促性腺激素(β-hCG)。甲胎蛋白主要与胚胎癌及畸胎癌有关。人绒毛膜促性腺激素则主要与睾丸的绒癌有关。如果这两个指标升高,往往提示有这两种癌的可能性,而且这两个指标越高,肿瘤的恶性程度也越高。其他的肿瘤标记物作用不肯定,意义不大。

6. 病理学检查

这是确定诊断的最重要的检查。除了明确肿瘤的性别类型外,还要对肿瘤的分级及分期作出诊断,并对指导下一步的治疗有极其重要的作用。

睾丸出现肿块就一定是肿瘤吗

由于睾丸位于体表,我们可以十分容易地发现睾丸上出现的问题。有些人对自己睾丸上出现的变化非常在意,一有风吹草动就像惊弓之鸟,其实大可不必。因为有许多发生在睾丸上的病变都可以表现为肿块，主要如下。

(1) 睾丸及附睾的炎症可以出现结节。尤其是慢性附睾炎往往就表现为附睾尾部的肿块。

(2) 附睾结核一般也可表现为附睾尾部的结节，但它往往伴有输精管的串珠样改变。附睾尾部的结核病灶通常会与阴囊的皮肤形成粘连；一旦结核性脓肿溃破，就会形成难以愈合的窦道。

(3) 睾丸鞘膜积液也可以表现为阴囊内的肿块，通过透光试验及B超检查可以很容易将其与睾丸肿瘤相鉴别。

(4) 精液囊肿可表现为附睾头部的圆形结节，多见于年轻人。

(5) 睾丸扭转可以引起剧烈的疼痛。并伴有精索缩短、压痛明显等体征。

(6) 对于其他较为罕见的病变（如腹股沟斜疝、睾丸的血肿等疾病等），只要自己警惕，一般不会出大问题。

由此可见，在睾丸上出现的肿块中只有极少数是肿瘤，绝大部分并不是肿瘤。因此，发现睾丸上出现肿块，千万不要紧张，只要及时就医就可以了。

睾丸肿瘤是如何分期的

表5　睾丸肿瘤分期

T	原发肿瘤
Tx	原发肿瘤无法评估
T0	无原发肿瘤证据

（续表）

Tis	原位癌
T1	肿瘤局限于睾丸和附睾，不伴有血管/淋巴管浸润，可浸润白膜但无鞘膜侵犯
T2	肿瘤局限于睾丸和附睾，伴有血管/淋巴管浸润，或通过白膜侵犯鞘膜
T3	肿瘤侵犯精索，有或没有血管/淋巴管浸润
T4	肿瘤侵犯精囊，有或没有血管/淋巴管浸润
N	区域淋巴结
Nx	区域淋巴结无法评估
N0	无区域淋巴结转移
N1	单个转移淋巴结最大直径≤2 cm；或多发淋巴结转移，任何一个淋巴结最大直径不超过 2 cm
N2	单个转移淋巴结最大直径>2 cm，但≤5 cm；或多发淋巴结转移，任何一个淋巴结最大直径超过 2 cm 但不超过 5 cm
N3	转移淋巴结>5 cm
M	远处转移
Mx	远处转移情况无法评估
M0	无远处转移
M1	有远处转移
M1a	区域外淋巴结或肺转移
M1b	其他部位转移
S	血清肿瘤标志物
Sx	无法评估标志物
S0	标志物水平正常范围

（续表）

S1	AFP＜1 000 ng/ml，且 HCG＜5 000 IU/L，且 LDH＜正常值上限的1.5倍
S2	AFP 1 000～10 000 ng/ml，或 HCG 5 000～50 000 IU/L，或 LDH 正常值上限的1.5～10倍
S3	AFP＞10 000 ng/ml，或 HCG＞50 000 IU/L，或 LDH＞正常值上限的10倍

什么是精原细胞瘤

精原细胞瘤在睾丸肿瘤中占很大的比例（约40%），平均发病年龄在40岁左右。除了睾丸肿瘤共有的临床表现外，B超检查有助于诊断的确立。在B超检查时可见肿块为边界清晰、均匀一致、细小光点的低回声团块，外形变化不大。

接近70%的精原细胞瘤在诊断时都局限于睾丸内，这种肿瘤的预后是相当好的。

什么是胚胎癌

胚胎癌约占睾丸肿瘤的20%。它可以分为成人型和婴儿型（或卵黄囊瘤）两种。婴儿型（或卵黄囊瘤）是婴幼儿最常见的肿瘤。成人期的肿瘤一般为混合性的症状类型，其特点为血AFP升高。

什么是畸胎瘤

畸胎瘤约占睾丸肿瘤的5%，可见于成人和儿童。它们一般含有一种以上的各种不同成熟期和分化程度的生殖细胞层。

什么是继发性睾丸肿瘤

继发性睾丸肿瘤是指在身体的其他部位发生肿瘤的同时，出现睾丸肿瘤。睾丸肿瘤是原发肿瘤的一部分。可以引起继发性睾丸肿瘤的疾病包括恶性淋巴瘤、白血病性睾丸肿瘤、继发于前列腺癌、恶性黑色素瘤、肾癌等睾丸肿瘤。

对继发性睾丸肿瘤的治疗，首先得依从于原发病的治疗，对睾丸局部只是施行睾丸切除术。

睾丸肿瘤的治疗

睾丸肿瘤有哪些治疗方法

睾丸肿瘤的经典治疗方式包括手术治疗，如睾丸根治性切除术、腹膜后淋巴结清扫术、放射治疗、化疗等。但具体治疗方式的选择还是根据其病理类型和临床分期而定。

切除一侧睾丸对男性性功能有没有影响

在讨论这个问题之前,我们得先考虑睾丸肿瘤对人体的影响有多大。换句话说,我们首先得救命,这是个大问题。我们决不能因为担心对性功能的影响而拖延对睾丸肿瘤的治疗。其次,凡是在体内有两个的器官,失去其中任何一个对人体都不会有重大的影响,其部分功能还可以由留下的那个器官来代偿。

由于睾丸在男性身体上的重要性,当睾丸因为肿瘤而需要切除时,自然会引起患者及家属的关注。其中对性功能的影响更是首当其冲。其实,性功能的问题很复杂,它受很多因素的影响。睾丸本身只是分泌雄激素而已,它在男性的性活动方面所起的作用并没有想象中的那么重要,切除一侧睾丸对性功能应该没有很大的影响。更何况一侧睾丸切除后,对侧睾丸会代偿性地增加雄激素的分泌,使体内的雄激素水平保持恒定。如果说有什么影响的话,倒是切除睾丸后会给患者心理上留下一种抹之不去的阴影,甚至产生厌世的情绪。如果这样,性功能受影响就难免了。

精原细胞瘤如何治疗

肿瘤无淋巴结转移和骨转移时首选睾丸根治性切除术，术后严密监测、辅助性放疗或1～2个周期单纯卡铂方案的辅助性化疗以提高疗效。

有转移的肿瘤目前的治疗标准仍然是放射治疗为主，放疗时要保护键侧睾丸，放疗并发症主要有放射性消化道损伤，腹部不适、腹痛、食欲降低、腹泻等，需要对症处理；部分不愿接受放疗甚至放疗无法控制疾病的患者可以实施3～4个疗程的BEP（顺铂＋依托泊苷＋博来霉素）方案化疗。

非精原细胞瘤如何治疗

临床上肿瘤无淋巴结转移和骨转移时其治疗主要是指对原发肿瘤行根治性睾丸切除术或保留器官手术（即睾丸部分切除术），术后根据患者具体情况进行腹膜后淋巴结清扫术、辅助化疗、辅助放疗或严密监测。

有转移的肿瘤应在3～4个疗程的BEP化疗后实施残留肿瘤切除，大约30％的患者在化疗后不能完全缓解，需要实施残留肿瘤切除；不愿实施基础化疗的患者也可以选择保留神经的腹膜后淋巴结清扫术，术后实施2个疗程的BEP辅助化疗。

什么是腹膜后淋巴结清扫术

腹膜后淋巴结清扫术适用于治疗非精原细胞睾丸肿瘤(如胚胎癌、畸胎癌),它们对放射治疗不敏感,因此在睾丸切除同期或睾丸切除后2期行腹膜后淋巴结清扫术。腹膜后淋巴结清扫术清除范围包括患侧肾周筋膜内所有的淋巴、脂肪和结缔组织,外侧上自肾蒂,下达腹股沟内环的精索血管及淋巴、脂肪和结缔组织;内侧上自肾蒂上方一横指,下达髂血管和髂外血管的近1/3,以及对侧髂总动脉分叉处的淋巴、脂肪及结缔组织,必要时切断结扎肠系膜下动脉。

精原细胞瘤复发后如何治疗

(1) 化学治疗:睾丸精原细胞瘤复发病灶多采用顺铂或卡铂加用一线方案中未用过的药物进行挽救性化学治疗。对于挽救性化学治疗方案无效或者治疗后复发的患者,可以选择进行高剂量联合化疗结合自体造血干细胞移植。

(2) 放射治疗:由于精原细胞瘤对放射线高度敏感,因此对于睾丸原位或者<3 cm复发病灶直接予以放疗,62.5%~85%能获得长期缓解;而对于体积>3 cm的复发病灶则以化学治疗为主,辅以放射治疗控制局部转移病灶。